全国医药中等职业教育护理类专业"十二五"规划教材

营养与膳食

主 编 赵 红

U0206124

中国医药科技出版社

内 容 提 要

　　本书是全国医药中等职业教育护理类专业"十二五"规划教材之一，依照教育部教育发展规划纲要等相关文件要求，紧密结合护士执业资格考试特点，根据《营养与膳食》教学大纲的基本要求和课程特点编写而成。全书共分为三部分七单元，分别介绍了营养素与热能、各类食物的营养价值、不同生理人群的营养与膳食、合理营养、营养调查及评价、食品安全、常见疾病的营养等内容。

　　本书适合医药卫生中等职业教育相同层次不同办学形式教学使用，也可作为医药行业培训和自学用书。

图书在版编目（CIP）数据

　　营养与膳食 / 赵红主编 . —北京：中国医药科技出版社，2014.1
　　全国医药中等职业教育护理类专业"十二五"规划教材
　　ISBN 978-7-5067-6488-9

　　Ⅰ.①营… Ⅱ.①赵… Ⅲ.①营养学 –中等专业学校 –教材 ②膳食 –食物营养 –中等专业学校 –教材 Ⅳ. R151

　　中国版本图书馆 CIP 数据核字（2013）第 274244 号

美术编辑　陈君杞
版式设计　郭小平

出版　中国医药科技出版社

地址　北京市海淀区文慧园北路甲 22 号

邮编　100082

电话　发行：010-62227427　邮购：010-62236938

网址　www.cmstp.com

规格　787mm×1092mm¹⁄₁₆

印张　9½

字数　190 千字

版次　2014 年 1 月第 1 版

印次　2021 年 1 月第 5 次印刷

印刷　北京市密东印刷有限公司

经销　全国各地新华书店

书号　ISBN 978-7-5067-6488-9

定价　**22.00 元**

全国医药中等职业教育护理类专业"十二五"规划教材建设委员会

编 委 会　▶▶▶　《营养与膳食》

主　编　赵　红

副主编　沙明礼　杨健斌　孙少敏

编　者（以姓氏笔画为序）

丁丽华（山东省莱阳卫生学校）

孙少敏（山东省青岛卫生学校）

杨健斌（成都大学中职部）

李　娜（四川护理职业学院）

沙明礼（山东省莱阳卫生学校）

赵　红（四川护理职业学院）

谭其菊（毕节市卫生学校）

编写说明

随着《国家中长期教育改革发展纲要(2010～2020年)》的颁布和实施,职业教育更加强调内涵建设，职业教育院校办学进入了以人才培养为中心的结构优化和特色办学的时代。为了落实国家职业教育人才培养的"德育优先、能力为重、全面发展"的教育战略需要，主动加强教育优化和能力建设，实现医药中职教育人才培养的主动性和创造性，由专业教育向"素质教育"和"能力培养"方向转变，培养护理专业领域继承和创新的应用型、复合型、技能型人才已成为必然。为了适应新时期护理专业人才培养的要求，过去使用的大部分中职护理教材已不能适应素质教育、特色教育和创新技能型人才培养的需要，距离以"面向临床、素质为主、应用为先、全面发展"的人才培养目标越来越远，所以动态更新专业、课程和教材，改革创新办学模式已势在必行。

而当前中职教育的特点集中表现在：①学生文化基础薄弱，入学年龄偏小，需要教师给予多方面的指导；②学生对于职业方向感的认知比较浅显。鉴于以上特点，全国医药中等职业教育护理类专业"十二五"规划教材建设委员会组织建设本套以实际应用为特色的、切合新一轮教学改革专业调整方案和新版护士执业资格考试大纲要求的"十二五"规划教材。本套教材定位为：①贴近学生，形式活泼，语言清晰，浅显易懂；②贴近教学，使用方便，与授课模式接近；③贴近护考，贴近临床，按照实际需要编写，强调操作技能。

本套教材，编写过程中还聘请了负责护士执业资格考试的国家卫生和计划生育委员会人才交流服务中心专家做指导，涵盖了护理类专业教学的所有重点核心课程和若干选修课程，可供护理及其相关专业教学使用。由于编写时间有限，疏漏之处欢迎广大读者特别是各院校师生提出宝贵意见。

全国医药中等职业教育护理类专业
"十二五"规划教材建设委员会
2013年6月

前　言

随着《国家中长期教育改革发展纲要（2010～2020年）》的颁布和实施，职业教育更加强调内涵建设，为了适应新时期护理专业人才培养的要求，结合中职学生知识结构和认知特点，本教材在总结、吸取以前编写经验的基础上，坚持突出体现"以就业为导向，以能力为本位，以发展技能为核心"的职业教育培养理念。理论知识强调"必需、够用"，突出实用性，真正体现以学生为中心的教材编写理念，加强了营养与膳食指导与实践能力的培养，按照中职学校医学教育的特点与规律，根据学科的发展和教学需要，在每一章正文内容之外设链接、案例、直通护考、小结、练习题。本教材采用最新资料和研究成果，反映了营养与膳食的前沿动态。在内容安排上，本书按先易后难、循序渐进的原则进行编排，注重构建科学的营养与膳食的知识体系。

全书共分三部分七单元，包括营养素与热能、各类食物的营养价值、不同生理人群的营养与膳食、合理营养、营养调查及评价、食品安全、常见疾病的营养等内容。每章后面附有各种类型的练习题，有利于学生掌握每章的知识要点及相关统计方法的应用，使本书实用性更强。附录中增加了主要食物营养成分表、参考文献、练习参考答案、教学大纲等。

本教材的编写中引用了相关教材、专著及期刊的部分资料；在编写过程中得到了各参编院校领导及同仁的大力支持，在此一并感谢。

本书既是营养与膳食学的入门教材，也可作为广大医务工作者进行继续教育或业余自学的参考书。

编者
2013 年 6 月

目录

第一部分　绪　论

第一节　营养与膳食的定义和研究内容 ………………………………………… 2

第二节　营养与膳食研究简史 ……………………………………………………… 3

第三节　营养与膳食研究的意义 …………………………………………………… 4

第二部分　基础营养

第一单元　营养素与热能 / 11

第一节　蛋白质 ……………………………………………………………………… 11

第二节　脂类 ………………………………………………………………………… 13

第三节　碳水化合物 ………………………………………………………………… 15

第四节　热能 ………………………………………………………………………… 16

第五节　维生素 ……………………………………………………………………… 18

第六节　无机盐与微量元素 ………………………………………………………… 21

第二单元　各类食物的营养价值 / 26

第一节　植物性食品的营养价值 …………………………………………………… 26

第二节　动物性食物的营养价值 …………………………………………………… 33

第三节　各类食品的膳食搭配原则 ………………………………………………… 39

第三部分　营养与膳食指南

第三单元　不同生理人群的营养与膳食 / 46

第一节　孕妇与乳母的营养 ………………………………………………………… 46

第二节　婴幼儿营养 ………………………………………………………………… 49

第三节　儿童青少年营养 ………………………………………… 52
第四节　中老年人营养 …………………………………………… 54

◆ 第四单元　合理营养 / 57

第一节　合理营养的卫生要求 …………………………………… 57
第二节　我国营养素需求标准 …………………………………… 58
第三节　我国居民膳食指南与营养政策 ………………………… 60
第四节　我国饮食习惯的特点 …………………………………… 67
第五节　社区营养教育与干预 …………………………………… 69

◆ 第五单元　营养调查及评价 / 73

第一节　营养调查与评价的目的与意义 ………………………… 73
第二节　营养调查的内容 ………………………………………… 74
第三节　常用膳食调查的方法 …………………………………… 80
第四节　膳食调查结果的评价 …………………………………… 81

◆ 第六单元　安全食品 / 83

第一节　无公害农产品、绿色食品、有机食品 ………………… 83
第二节　保健食品、强化食品、转基因食品 …………………… 86

◆ 第七单元　疾病的营养 / 93

第一节　心血管疾病的营养 ……………………………………… 93
第二节　胃肠道疾病的营养 ……………………………………… 100
第三节　肥胖病的营养 …………………………………………… 105
第四节　肝胆疾病的营养 ………………………………………… 109
第五节　肾脏疾病的营养 ………………………………………… 113
第六节　糖尿病的营养 …………………………………………… 116
第七节　恶性肿瘤的营养 ………………………………………… 122
第八节　骨质疏松的营养 ………………………………………… 125

◆ 附录　主要食物营养成分表 / 131

◆ 参考答案 / 136

◆ 教学大纲 / 140

◆ 参考文献 / 144

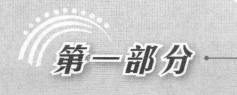

第一部分

绪 论

绪　论

要点导航

◎ **知识要点**

1. 掌握营养与膳食的基本概念及研究内容。
2. 了解营养与膳食的发展简史。

人生命过程中的物质基础是通过食物获取的营养，充足的营养是健康的基础。食物营养是人类生存的基本条件，古人云"民以食为天"，食物是健康之本，更是反映一个国家经济水平和人民生活质量的重要指标。在人们日常的饮食生活当中，食物中的营养与膳食的平衡对人体健康是至关重要的。

人类如何选择食物，并合理地食用各类食物、改进膳食，促使人体营养生理需要和膳食之间建立密切的平衡关系，有着极其重要的意义。一旦这种密切平衡关系发生失调，即膳食不适应人体营养需要，包括不科学地进餐，都会对人体健康产生不利的影响，它将直接或间接地影响人体的生长发育、劳动能力和平均寿命等。因此，合理营养、调配膳食平衡是十分重要的，它是人们维持生存、增强体质、预防疾病、保持旺盛的精力、提高劳动效率和延缓肌体衰老的重要因素。

第一节　营养与膳食的定义和研究内容

一、营养与膳食的定义

营养是指人摄取食物后，在体内消化和吸收、利用其中的营养素以维持生长发育、组织更新和处于健康状态的总过程。膳食是食物经过选择搭配和加工烹调后所组成的各种饭食，是人类直接摄入体内的食物形式。

膳食中的营养成分，是维持人体正常生命活动和健康的物质基础，它们向身体提供营养素（指七大营养素，即：蛋白质、脂肪、碳水化合物、维生素、无机盐、水和膳食纤维），为肌体新生或再生组织细胞、体液、激素、免疫抗体等创造条件，从而使人们有从事各种体力和脑力活动的能力。

二、营养与膳食的研究内容

（一）营养学基础

研究人体所需的各类营养素的生理功能、食物来源及供给量标准。

（二）各类食物的营养价值

研究我国食物的分类、各类食物的营养特点、科学加工及合理搭配的原则。

（三）不同生理人群营养与膳食

结合儿童、青少年、孕妇、中老年人等人群的生理特点，研究不同生理阶段人群对营养素的需求和膳食特点，合理安排好他们的一日三餐。

（四）合理营养

合理营养是指由多种食物构成，不但提供足够数量的热能和各种营养素来满足人体正常的生理需要，而且还要保持各种营养素之间要有合理的比例，达到数量上的平衡，以利于营养素的吸收和利用。满足合理营养的膳食叫平衡膳食，合理营养是健康的物质基础，平衡膳食是达到合理营养的唯一途径。因此，营养与膳食对人体的健康极为重要，合理膳食关乎健康长寿。

（五）营养调查与评价

研究常用的膳食调查方法，通过对某类人（或某人群中每人平均）每日所吃食物的品种和数量的记录，了解某个人或某类人群的饮食习惯以及膳食中存在的主要问题。

（六）安全食品

（七）疾病营养

主要研究心血管疾病、胃肠道疾病、肥胖病、肝胆疾病、肾脏疾病、糖尿病、恶性肿瘤、骨质疏松等常见疾病的营养。

第二节　营养与膳食研究简史

一、古代营养学

3000 多年前，《黄帝内经》中即提出"五谷为养、五果为助、五畜为益、五菜为充"的饮食模式，这是我们祖先根据实践经验，加以总结而形成的古代营养学说，迄今仍为国内外营养学家所称道，认为这是理想的饮食模式，应加以推广。

二、现代营养学

现代营养学源于 18 世纪末期，整个 19 世纪至 20 世纪初，是发现和研究各种营养素的时期。基础营养侧重从生物科学和基础医学的角度，研究营养与人体之普遍规律。从 19 世纪中期开始，经过漫长的探索，逐渐发现并认识到蛋白质、脂肪、碳水化合物、矿物质以外的营养素，特别是维生素的生理作用。1930 年以后开始对微量元素进行系统研究，当时世界上有些地方出现原因不明的人畜地区性疾病，经研究和调查认为与微量元素有关。1931 年发现斑釉牙与饮水中氟含量过多有关，1937 年发现仔猪营养性软骨障碍是因锰缺乏所致，如此等等。从此揭开微量元素研究的热潮，在以后的40多年里，先后发现铜、锰、硒、锌等多种微量元素，并相继被确认为人体必需的微量元素。迄今，WHO认同的人体必需的微量元素为14种。

三、我国现代营养学

我国约在20世纪初建立了现代营养学，但在当时条件下，发展十分缓慢。1918年才有关于食品成分分析方面的报告。20世纪30年代，我国的吴宪教授、刘士豪、朱宪彝教授等已开始营养学的基础和临床研究。1945年，中国营养学会在重庆市组建成立，有十几位营养学家加入，并创办了《中国营养学杂志》，到1948年停止活动，公开发表的关于营养学的论文共37篇。

新中国成立后营养学在我国得到较快发展，1954年成立中国生理科学会，下设营养专业委员会是中国营养学会的前身，并于1956年创刊了《营养学报》。共和国成立后，曾宪九教授即开始肠外营养的研究，相继有许多与临床营养相关的研究取得了突破性的进展。1967年确立中心静脉营养为重要治疗方法的"临床营养的第一次革命"，后来对肠内营养重新肯定的"临床营养的第二次革命"。

1981年在北京正式成立中国营养学会，同年《营养学报》复刊。1985年中国科协正式批准中国营养学会为一级学会，归中国科协领导，并于1984年加入国际营养联合会（IUNS），1985年加入亚洲营养学会联合会（FANS）。中国营养学会复会至今已有20年，其下属共有公共营养、妇幼营养、老年营养、临床营养、微量元素营养保健食品及特殊营养7个分会，使营养学得到稳步发展。

1993年，国务院颁布《20世纪90年代中国食物结构改革与发展纲要》；1993年成立了"国家食物与营养咨询委员会"；1996年正式启动"大豆行动计划"；1997年批准颁布实施《中国营养改善行动计划（1996~2000）》；1997年中国营养学会修改制订了《中国居民膳食指南》；2000年在全国开始分步实施《学生饮用奶计划》；2001年又批准颁布实施《中国食物与营养发展纲要》；1992年完成全国第三次营养调查工作；2002年进行全国第四次营养调查，2004年10月12日发布《中国居民营养与健康现状》；2007年中国营养学会修改制订了《中国居民膳食指南》；2011年中国营养学会受卫生部委托修改制订了《中国居民膳食指南》。

第三节　营养与膳食研究的意义

著名营养学家于若木教授曾说过："营养乃人生之命脉，健康之基础，力量之源泉。"生命体必须不断地从外界获取营养以维持生命活动。

合理营养是健康的物质基础，而平衡膳食是合理营养的唯一途径。平衡膳食就是人体的生理需求与膳食营养供给之间建立平衡关系。合理营养、平衡膳食是人类赖以生存、维持健康的物质基础。是保证人体的正常生长发育、修补组织、维持各种正常的生理活动、提高抵抗力、延年益寿的保证。合理的营养可增进人体的抵抗力、降低发病率、病死率，延长人体的寿命；可增进儿童的体格发育、体力和智力发育；提高劳动效率等。

合理营养是健康第一大基石，是维持生命与健康的物质基础。当人类社会进入 21 世纪后，世界各国对人群营养问题更加重视。越来越多的科学家认识到：21 世纪是生命科学的世纪，而在影响生命的诸多因素中，营养环节最为关键。

一、促进生长发育

影响生长发育的主要因素有：营养、运动、疾病、气候、社会环境、遗传因素等；身体每天都在持续不断地进行自身结构成分的更新，每天都会制造新的肌肉、骨骼、皮肤和血液用于更新旧的组织。如果摄入能量过多，身体就会增加一些脂肪，反之就消耗一些脂肪。

二、提高智力

营养素是益智健脑的物质基础。妊娠 2~11 周胎儿脑开始形成，2~4 月是胎儿脑细胞生长高峰，直到出生后 3 年是脑细胞增殖"一次性完成"时期，因此，3 岁以内儿童脑细胞功能发育对智能的影响将是永久性的。

1. 脑是消耗大量能源的重要器官　脑所消耗的能量占全身消耗的 20%，由糖类供能。

2. 蛋白质是构成脑细胞必不可少的物质基础　蛋白质是构成脑组织、神经激素等的重要物质。

3. 脂类是大脑重要的营养物质　人类大脑约 60% 为脂类，大脑发育所需的脂类主要存在于植物油中，为不饱和脂肪酸。

4. 维生素是脑细胞代谢不可缺少的物质　维生素 C 具有增强神经细管通透性作用；维生素 B_1 缺乏将影响脑细胞的能源供应；维生素 B_6 缺乏影响蛋白质代谢；维生素 A 促进脑细胞的生长发育；维生素 E 促进脑细胞新陈代谢；维生素 B_{12} 促进蛋白质与核酸的合成；维生素 PP 促进神经传导。

5. 大脑离不开矿物质　孕妇缺碘将影响甲状腺素的合成，导致胎儿神经系统发育障碍；锌是构成与记忆力密切相关的蛋白质与核酸必不可少的微量元素；硒与维生素 E 一样具有脑细胞保护作用。

三、促进健康长寿

（一）提高人体对疾病的抵抗能力

食物中的一些营养物质如维生素 C、维生素 A 等具有提高机体免疫力的作用。最好的食物应该能制造并维持强健的肌肉、完好的骨骼、健康的皮肤和充足的血液，也就是说食物不仅要提供能量，还要包含充足的营养素，即足够的水、碳水化合物、脂肪、蛋白质、维生素和矿物质。

（二）增强耐受能力

增强患者对手术和药物治疗的耐受能力，提高治疗效果，促进患者早日康复。

（三）预防治疗多种慢性疾病

1. 一些重要慢性病与膳食营养关系密切　膳食营养因素是许多慢性疾病的重要成

因，或是预防和治疗的重要手段。高盐可以引起高血压，蔬菜和水果对多种癌症有预防作用；叶酸、维生素 B_{12}、维生素 B_6、同型半胱氨酸与冠心病关系密切；癌症、高血压、冠心病、糖尿病等均与一些共同的膳食因素有关，肥胖则是大多数慢性病的共同危险因素。

均衡饮食，避免热量和脂肪摄取过多，可防止高血压、糖尿病、心血管疾病等的发生，达到延年益寿的目的。

2. 世界性的营养问题：营养不良　营养不良是指营养素摄入与机体需求不相符合，而出现的一种非健康状态，包括营养缺乏和营养过剩。营养素的摄入不足、过多或不平衡均会引起疾病，合理营养已成为一种重要的防病治病手段。

（1）营养素缺乏病　是指长期缺乏一种营养素而造成的严重营养不良并出现各种相应的临床表现或病证，如各种维生素缺乏病、矿物质缺乏病和微量元素缺乏病等都属于营养素缺乏病。

 知识链接

慢性疾病

慢性非传染性疾病已成为我国城乡居民生命的主要杀手，其中，糖尿病在过去十年间增加了305％，高血压增加了176％，脑血管疾病增加了106％，冠心病增加63％，恶性肿瘤增加60％，顽固性便秘、肥胖症、结肠炎等也大大增加了。这些问题很大程度上是由于营养失衡、运动减少等不良生活习惯和行为引起的。

平衡膳食/合理营养的作用

高血压减少55％，脑中风减少75％，糖尿病减少50％，肿瘤减少33％，使您长寿10岁。

长期能量不足，导致生长发育迟缓、消瘦、活力消失，甚至停止而死亡。儿童时期蛋白质－能量营养不良，可使智商降低15分，导致成年收入及劳动生产率下降10％；严重的蛋白质－能量营养不良，可导致局部和全身性水肿，小儿智力低下，甚至死亡，如大头婴。全球约有7.5亿人处于饥饿状态，没有足够的食物。

（2）营养失衡是指由于食物与营养物质过量摄入超过了机体的生理需要而表现在体内过多堆积的一种状态。如肥胖、高脂血症、糖尿病、冠心病、高血压、维生素A、维生素D过量中毒，微量过量元素中毒等。

（3）因热能摄入过多造成的肥胖带来了四大危害：高血压、动脉粥样硬化、冠心病、糖尿病。

（赵　红）

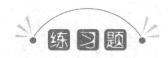

一、名词解释

1. 营养　　　　2. 膳食　　　　　3. 营养不良

4. 营养过剩　　5. 营养缺乏

二、填空

1. 膳食中的营养成分，是维持人体正常生命活动和健康的物质基础，它们向身体提供_____、_____、_____、_____、_____、_____、_____等七大营养素，即：蛋白质、脂肪、碳水化合物、维生素、无机盐、水和膳食纤维。

2. 营养与膳食研究简史_____、_____、_____。

3. 营养与膳食研究的内容有_____、_____、_____、_____、_____、_____。

三、简答题

简述营养与膳食研究的意义。

第二部分

基础营养

第一单元　营养素与热能

要点导航

◎**知识要点**

掌握　1. 蛋白质、脂肪、糖水化合物、维生素、无机盐的食物来源。

　　　2. 蛋白质、脂肪、糖水化合物、维生素、无机盐的供给量。

　　　3. 人体热能的消耗。

熟悉　1. 蛋白质、脂肪、糖水化合物、维生素、无机盐的主要功能。

　　　2. 蛋白质、脂肪的组成。

　　　3. 产热系数与热能的单位。

了解　1. 蛋白质、脂肪的评价。

　　　2. 蛋白质、脂肪、糖水化合物的缺乏与过量。

　　　3. 胆固醇与磷脂。

◎**技能要点**

学会膳食的调查与评价。

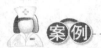 案例

　　有位老人信奉肉吃得越少越好的信条，认为少吃肉甚至不吃肉，容易消化，这样才能延年益寿。所以，这位老人每天基本上不吃肉。他认为自己比其他人吃得健康，应该比他们身体更好，可是，不久后他却病倒了。到了医院，医生说他没什么病，就是肉吃得太少。回去吃点肉就行了。

　　问题：为什么医生会说这位老年人回去吃点肉就行了？

　　营养是指机体摄取和利用食物的综合过程。能维持人体健康、提供生长发育和劳动所需要的各种物质称之营养素。人体所需要的营养素有碳水化合物、蛋白质、脂肪、维生素、无机盐、水和膳食纤维等7大类。营养素的供给量是根据机体对营养素的需要量来制定的。碳水化合物、蛋白质和脂肪的摄入量较大，我们称为宏量营养素，维

生素和无机盐需要量较小，我们称为微量营养素。

第一节　蛋白质

生命的物质基础

一、蛋白质的主要生理功能

（一）人体重要的组成

蛋白质占人体体重的 16.3%，一个 50kg 体重的成年人，体内的蛋白质约有 8.2kg。

（二）参与机体许多重要的生理活动

机体的防御功能、酶的活动、肌肉收缩、血液凝固、物质的运输等，均有蛋白质的参与。

（三）构成和修补身体组织

机体的生长发育、损伤组织的修复、衰老组织的更新，都离不开蛋白质。

（四）提供热能

二、蛋白质的组成与评价

（一）蛋白质的组成

蛋白质的基本组成单位是氨基酸。从营养学的角度可将氨基酸分为必需氨基酸和非必需氨基酸。必需氨基酸是指人体不能合成或合成速度不能满足机体的需要，必须由食物蛋白供给，成年人的必需氨基酸有 8 种，它们是赖氨酸、蛋氨酸、苏氨酸、缬氨酸、色氨酸、亮氨酸、异亮氨酸、苯丙氨酸，儿童组氨酸合成速度很慢，故儿童的必需氨基酸要加上组氨酸。

（二）食物蛋白质的评价

1. 蛋白质的含量　不同食物蛋白质含量不同，通常动物性食物蛋白质含量高于植物性食物，粮谷类食物蛋白质含量高于蔬菜与水果。

2. 蛋白质的消化率　蛋白质的消化率是指食物蛋白质被消化酶分解的程度。蛋白质的消化率越高，被人体吸收利用的可能性越大，其营养价值也越高。一

知识链接

全球十大垃圾食物

油炸类食品、腌制类食品、加工类肉食品（肉干、肉松、香肠等）、饼干类食品（不含低温烘烤和全麦饼干）、汽水可乐类食品、方便类食品（主要指方便面和膨化食品）、罐头类食品（包括鱼肉类和水果类）、话梅蜜饯类食品（果脯）、冷冻甜品类食品（冰淇淋、冰棍和各种雪糕）、烧烤类食品。

考点提示

1. 怎样评价食物蛋白质的营养价值。
2. 蛋白质的供给量。

直通护考

大豆与谷类食物混食，主要补充谷类中最缺乏的必需氨基酸是（　　）

A. 赖氨酸　　B. 异亮氨酸

C. 蛋氨酸　　D. 亮氨酸

E. 苏氨酸

正确答案　A

般来说，动物性食物的消化率高于植物性食物。如鸡蛋、牛奶蛋白质的消化率分别为97%、95%，而大米和玉米的蛋白质消化率分别为88%和85%。

3. 蛋白质的生物价 蛋白质的生物价是指食物中的蛋白质被机体利用的程度。食物蛋白质的生物价的高低，取决于食物中必需氨基酸的含量与比值，一般情况下，生物价越高，食物的营养价值就越高。因此，提倡搭配食用食物，如大豆与小麦混合食用（1/3 大豆、2/3 小麦），其蛋白质生物价可达 77（牛肉的蛋白质生物价仅为 74）。

常见食物的蛋白质含量、消化率和生物价对比见表 1－1。

表 1－1　常见食物的蛋白质含量、消化率和生物价对比表

	蛋白质含量（%）	蛋白质消化率（%）	蛋白质的生物价
全鸡蛋	11.8	97	94
全牛奶	3.5	95	90
鱼	19	98	83
牛肉	18	99	74
大米	8	88	77
全麦	12	91	67
大豆	35	90	64
绿叶菜	1.5～4.5	85	64
土豆	2	89	67

三、蛋白质的来源与供给量

（一）来源

蛋白质广泛存在于食物中，其中动物性食物（如奶、鱼、蛋、肉）的蛋白质含量高（10%～20%）、利用率高；植物性食物（如谷类、豆类、薯类等）中只有大豆的蛋白质含量较高，是唯一能够替代动物性蛋白的植物蛋白，属优质蛋白质。但由于中国人的饮食习惯，植物性食物仍然是蛋白质的重要来源。

（二）供给量

蛋白质的供给量与膳食蛋白质的质量有关。我国膳食以植物性食物为主，我国营养界推荐中国人群食物蛋白质日供给量一般占日摄入总能量的 10%～15%，其中成年人为 10%～12%，儿童为 12%～14%。

四、蛋白质的缺乏与过量

（一）氮平衡

氮平衡是衡量机体营养是否平衡的组成部分，氮平衡反映出蛋白质的摄入量与排出量的关系。当摄入氮量与排出氮量相等，称为氮平衡，说明机体内蛋白质的合成与分解基本保持平衡，一般健康成年人属于这种情况；当摄入氮量大于排出氮量叫作正氮平衡，说明机体内蛋白质的合成代谢高于分解代谢，生长发育期的青少年、恢复期的伤病员和孕妇就属于这种情况；当摄入氮量小于排出氮量叫作负氮平衡，说明机体

内蛋白质的合成量低于分解量，饥饿、慢性消耗性疾病等属于这种情况。

（二）蛋白质的缺乏与过量

膳食中长时间蛋白质摄取不足或过多，都可能对其健康造成损害。当机体长时间蛋白质缺乏，轻者使其体重减轻，易患贫血，容易感染疾病，骨折、创伤不易愈合；重者其血浆蛋白降低，可致浮肿。蛋白质–热能营养不良就是因缺乏能量和（或）蛋白质而引起的营养缺乏病，据世界卫生组织估计，目前世界上大约有 500 万儿童患有蛋白质—热能营养不良，也是目前发展中国家较为严重的一种营养缺乏病；如果机体长期蛋白质摄入过多也可加重肾脏负担，患有肾功能不全的人，危害更大。

第二节　脂　类

生物体的组成部分和储能物质

脂类是机体内的一类有机小分子物质，一般不溶于水而溶于脂溶性溶剂的化合物。

一、脂类的主要生理功能

（一）储存并提供热能

人体在休息状态下，约 60% 的能量来源于体内脂肪，而在长时间饥饿或运动时，体脂提供的能量更多。

（二）保护内脏

脂肪组织在体内对器官有衬垫和支撑，可保护体内器官免受外力伤害。

（三）维持体温

正常脂肪不仅可直接提供能量，皮下脂肪组织还有隔热保温的作用，使体温保持正常和恒定。

（四）构成生物膜

细胞膜中含有大量脂肪酸，是细胞维持正常的结构和功能所不可或缺的重要成分。

（五）促进脂溶性维生素吸收

脂肪不仅是脂溶性维生素的重要食物来源，还可以促进这些维生素在肠内吸收。

（六）改善食物的感官性状、增加饱腹感

作为食品烹调加工重要原料的脂肪，可以改善食物色、香、味，起到美食和促进食欲的良好作用；同时随着食物中脂肪含量增多胃排空的时间也会增长。

二、脂类的组成与评价

（一）脂类的组成

脂类是脂肪和类脂的统称。脂类包括脂肪、磷脂和胆固醇等。脂肪是由脂肪酸和甘油组成的。脂肪酸又分饱和脂肪酸和不饱和脂肪酸。动物脂肪除一些鱼油外以

> **考点提示**
> 1. 怎样评价食物脂肪的营养价值。
> 2. 脂肪的供给量。

饱和脂肪酸为主，植物油脂除椰子油外含不饱和脂肪酸较多。

（二）脂类营养价值评价

1. 消化率 脂肪的消化率与它的熔点有关，含不饱和脂肪酸越多熔点越低，越容易消化。植物油脂消化率（一般可达到100%）高于动物脂肪（如牛油约为80%～90%）。

2. 必需脂肪酸含量 必需脂肪酸是指是指人体不可缺少而自身又不能合成，必须通过食物供给的脂肪酸。目前确定的必需脂肪酸有亚油酸和亚麻酸。植物油脂中亚油酸和亚麻酸的含量比较高，故其营养价值比动物脂肪高。

3. 脂溶性维生素含量 植物油脂中富含维生素E，动物的贮存脂肪中几乎不含维生素，但肝脏、奶和蛋类的脂肪中也富含维生素A和维生素D。

三、脂类的来源与供给量

（一）来源

人体所需要的脂类主要来源于各种植物油脂和动物性脂肪。动物性食物主要提供饱和脂肪酸（鱼类例外）；植物油脂含有丰富的必需脂肪酸；坚果类油脂含量虽然丰富，但在人们的食物中占比例很小，不能作为脂类的主要来源。

（二）供给量

人体所需热量的20%～30%应由脂肪供给，其中成人为20%～25%，儿童青少年为25%～30%。

四、胆固醇与磷脂

（一）胆固醇

胆固醇是人体不可缺少的营养物质。它不仅是合成许多重要物质的原料，还是身体的结构成分之一。胆固醇分为低密度胆固醇和高密度胆固醇两种，前者对动脉会造成损害，通常称之为"坏胆固醇"，后者对心血管有保护作用，通常称之为"好胆固醇"。科学的饮食方法提倡适量摄入胆固醇。一般而言，蛋黄、鱼子、动物内脏的胆固醇含量高，畜肉的胆固醇含量高于禽肉，肥肉高于瘦肉，贝壳类和软体类高于一般鱼类。

（二）磷脂

磷脂是一类含有磷酸的脂类，是生物膜的重要组成部分。磷脂有增强脑力、提高

知识链接

必需脂肪酸的功能

1. 亚油酸是合成前列腺素的前体，前列腺素具有多种生理功能。

2. 是磷脂的重要组成成分，磷脂是细胞膜的主要结构成分。

3. 与胆固醇的代谢有关。

知识链接

反式脂肪酸的危害

1. 提高低密度脂蛋白，促进动脉硬化。

2. 增加血液凝聚力和黏稠度，促进血栓形成。

3. 影响婴幼儿生长发育，对中枢神经系统发育产生不良影响。

4. 促进2型糖尿病的发生。

免疫力、平衡内分泌、解毒利尿、清洁血液、健美肌肤、保持年轻、延缓衰老的作用。

五、脂类的缺乏与过量

膳食中长期脂类供应不足，可引起皮肤干燥，脱发、体重增长缓慢、智力低下，甚至影响机体的正常生长发育；如果长期脂肪的摄入量过多，又可使机体过于肥胖，导致动脉粥样硬化、冠心病、高血压等心血管疾病的发生，尤其对中老年人的危害更大。

第三节　碳水化合物

最价廉的提供热能的营养素

碳水化合物是自然界存在最多、分布最广的一类有机化合物，主要由碳、氢、氧组成。它是为人体提供热能的营养素中最价廉的营养素。食物中的碳水化合物分成两类：一类是人体可以吸收利用的有效碳水化合物如单糖、双糖、多糖，另一类是人体不能消化的无效碳水化合物如纤维素。

一、碳水化合物的功能

（一）储存和供给能量

我国营养专家认为碳水化合物提供的热量占总热量的55%～65%为宜。

（二）构成机体的重要物质

每个细胞都有碳水化合物，其含量约为2%～10%，主要以糖蛋白、蛋白多糖和糖脂的形式存在。

（三）节约蛋白质

食物中碳水化合物不足，机体就要利用蛋白质来满足机体活动所需的能量，这会影响机体蛋白质的合成和组织更新。

（四）解毒作用

糖类代谢可产生葡萄糖醛酸，葡萄糖醛酸与机体内的毒素结合，从而对机体解毒。

（五）提供膳食纤维

二、碳水化合物来源于供给量

（一）来源

碳水化合物的主要食物来源有：谷物（如水稻、小麦、玉米、燕麦、高粱等）、蔗糖、坚果、水果（如甘蔗、甜瓜、西瓜、葡萄、香蕉等）、蔬菜（如番薯、胡萝卜等）等。

（二）供给量

营养学家普遍认为，人们每天摄入的碳水化合物，其产热量应占总热量的55%～

65%为宜。

三、碳水化合物的过量与缺乏

膳食中若长期碳水化合物摄入不足，则表现为热能缺乏，出现消瘦、生长缓慢、低血糖甚至休克，还可造成膳食蛋白质的浪费；膳食中长期碳水化合物摄入过量，可引起肥胖，甚至导致糖尿病和心血管疾病的发生。

 案例

据统计，15岁以前，15%的人发胖；15~19岁，14%的人发胖；20~29岁，18%的人发胖；30~39岁，33.8%的人发胖；40~49岁，28.1%的人发胖；50~59岁，56%的人发胖；60岁以上的人很少发胖。

问题：为什么中年人容易发福？

第四节 热 能

生命的能源

热能是一切生物体包括人类维持生命和一切活动所必需的能源。人类每天的各种劳务活动、体育运动、上课学习、正常体温的维持、各种生理活动都要消耗能量，其中以劳动消耗的热能最大。不同年龄、性别、职业、劳动强度的人其热能需要量各不相同。

一、人体的热能需要

（一）基础代谢

基础代谢是机体维持最基本生命活动所需的能量。人体的基础代谢存在着个体之间的差异，自身的基础代谢也常有变化。同等体重者，瘦高者基础代谢高于矮胖者；男性的基础代谢高于女性；精神紧张、寒冷或炎热、过多摄食等均可使基础代谢水平升高。儿童和孕妇的基础代谢相对较高，随着年龄增长，基础代谢水平有所下降。

考点提示

1. 机体的热能需要。
2. 三大产热营养素的产热系数和供能比例。

（二）日常活动

人们在日常生活中从事的各种劳动（运动）所消耗的热能占人体总需要量的大部分，劳动（运动）所消耗的热能与劳动（运动）的强度（表1-2）、劳动（运动）持续的时间以及熟练程度有关。

（三）食物的特殊动力作用

食物的特殊动力作用指机体因摄取食物而增加的能量消耗。食物的特殊动力作用与进食的总热量无关，而与所进食的食物种类有关。进食蛋白质的影响较大，而进食碳水化合物与脂肪的影响较小。

表1-2　不同劳动强度的平均热能消耗

分级	工作活动描述	平均热能消耗（kcal/h）
极轻体力劳动	以坐着为主的工作，如办公室工作、开会、读书、装配等	95
轻体力劳动	以站立或少走动为主的工作，如商店售货员、教师等	120
中等体力劳动	学生日常活动、机动车驾驶、一般农田劳动	170
重体力劳动	非机械化农业劳动、体育活动、舞蹈等	270
极重体力劳动	非机械化装卸工作、采矿、伐木、碎石等	370

二、产热系数与热能的单位

（一）产热系数

产热系数即能量系数，是指每克蛋白质、脂肪、碳水化合物在体内氧化产生的能量。

1g 蛋白质 = 16.7kJ（4kcal）

1g 脂肪 = 37.7kJ（9kcal）

1g 碳水化合物 = 16.7kJ（4kcal）

（二）热能的单位

国际单位制中热量单位与能量单位相同，都是焦耳（J）。惯用的非法定的热量单位还有千卡（kcal）、卡（cal）。

1 千卡（kcal）= 4.184 千焦耳（kJ）

1 千焦耳（kJ）= 0.239 千卡（kcal）

> **直通护考**
>
> 食物中每克碳水化合物、脂肪和蛋白质可供给能量（kcal）分别为（　　）
> A.4、9、9　B.9、4、4　C.9、9、4
> D.4、9、4　E.4、9、4
> 正确答案　E

三、热能的供给

食物中的蛋白质、脂肪和碳水化合物是三种供能的营养素，即我们通常说的三大产热营养素。各国的饮食习惯不同，食能来源不同。西方国家的膳食结构是以动物性食物为主，其热能主要来源于蛋白质和脂肪，这种膳食结构既不经济又不利于健康；典型的东方国家的膳食结构是以粮谷类为主，动物性食物为辅，三大产热营养素占总热能的比例为蛋白质10%～15%、脂肪20%～30%、碳水化合物55%～65%，这样的膳食结构既经济实惠又有利于健康。同时我们还应注意随着年龄的增长热量供给应适当减少。

四、热能的缺乏与过多

热能摄入不足是许多经济不发达国家的主要营养问题，若膳食中长期热能不足，儿童出现生长发育停滞，成年人表现为消瘦和工作能力下降；若膳食中长期热能摄入过多则会引起肥胖，并由此引起一系列的慢性疾病，这也成为西方经济发达国家严重的社会问题和公共卫生问题。在我国，这一问题也变得越来越突出。

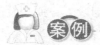

案例

　　1519年，葡萄牙航海家麦哲伦率领的远洋船队从南美洲东岸向太平洋进发。三个月后，有的船员出现浑身无力、牙龈出血、肌肉疼痛，到达目的地时，原来的200多人，活下来的只有35人。

　　问题：船员为什么会出现浑身无力、牙龈出血、肌肉疼痛症状？

第五节　维生素

维持生命的物质

　　维生素即维持生命的物质，是维持人体生命活动必需的一类有机物质。维生素在体内的含量很少，但不可或缺。维生素是多种酶的活性成分，参与物质和能量代谢。虽然各种维生素的化学结构以及性质不同，但它们却有着以下共同点：是维持和调节机体正常代谢的重要物质；大多数的维生素，机体不能合成或合成量不足，不能满足机体的需要，必须经常通过食物中获得；人体对维生素的需要量很小，但一旦缺乏就会引发相应的维生素缺乏症，对人体健康造成损害。维生素可分为水溶性维生素和脂溶性维生素两大类。

一、水溶性维生素

　　水溶性维生素是能在水中溶解的一组维生素。主要包括 B 族维生素和维生素 C 等。

（一）B 族维生素

1. 硫胺素　硫胺素又名维生素 B_1。维生素 B1 有保护神经系统的作用；还能促进肠胃蠕动，增加食欲。维生素 B_1 长期缺乏时可引起多发性神经炎和脚气。米糠和麸皮中维生素 B_1 含量非常丰富，酵母菌、瘦肉、白菜、芹菜、油菜中也有较丰富的维生素 B_1。建议正常成年人每日摄取量为 $1.1 \sim 2.0$mg。

2. 核黄素　核黄素又名维生素 B_2。维生素 B_2 参与细胞的生长代谢，有保护皮肤毛囊黏膜及皮脂腺的作用。维生素 B_2 缺乏时，可出现口角炎、脂溢性皮炎、阴囊炎等。谷类、黄豆、猪肝、肉、蛋、奶等食物中维生素 B 含量较丰富。建议正常成年人的每日供给量为 $1.1 \sim 2.0$mg。

考点提示

1. 叶酸的食物来源。
2. 维生素D缺乏的危害。

3. 叶酸　叶酸是一种广泛存在于绿色蔬菜中的 B 族维生素，它最早从植物叶子中提取而得，故命名为"叶酸"。叶酸又名维生素 B_9。叶酸能促进骨髓中幼细胞的成熟、协助合成 DNA，维持大脑的正常功能，叶酸参与人体新陈代谢的全过程，是一种人人都需要的营养物质。长期缺乏叶酸可引起白细胞减少症、巨红细胞性贫血，孕妇缺乏叶酸，可使先兆子痫和胎盘剥离的发生率增高，若在怀孕头 3 个月内叶酸缺乏，可导致胎儿神经管发育缺陷，从而增加裂脑儿和无脑儿的发生几率。

凡是含维生素 C 的食物如新鲜蔬菜、水果都含叶酸，通常不需另外补充叶酸。建议正常成年人每日的供给量为 $180 \sim 200\mu g$。

4. 烟酸 烟酸也称作维生素 B_3，或维生素 PP。烟酸有较强的扩张周围血管作用。长期缺乏烟酸可以起癞皮病。烟酸良好的来源为动物的肝肾、瘦肉、豆类、全谷类等，乳类、绿叶蔬菜也含有较多的烟酸。建议成年人每日的供给量为 $12 \sim 20mg$。

（二）维生素 C

维生素 C 又称抗坏血酸。维生素 C 能提高机体免疫力，预防心脏病、脑卒中和癌症，保护牙齿和牙龈等。另外，坚持按时服用维生素 C 还可以减少皮肤黑色素沉着，使皮肤白皙。长期维生素 C 缺乏可使人体的免疫力下降、出现牙龈出血、萎缩、坏血病等。花菜、青辣椒、西红柿、鲜枣、橙子等食物中维生素 C 含量非常丰富，可以说，所有的蔬菜、水果中，维生素 C 含量都不少。建议正常成年人每日供给量为 $60mg$。

二、脂溶性维生素

脂溶性维生素是溶于有机溶剂而不溶于水的一类维生素。脂溶性维生素在食物中与脂类共同存在，包括维生素 A、维生素 D、维生素 E 及维生素 K。

（一）维生素 A

维生素 A 又名视黄醇。动物性食物来源的有维生素 A_1、维生素 A_2 两种，植物性食物来源的 β - 胡萝卜素，β - 胡萝卜素可在人体内合成维生素 A。维生素 A 有维持正常视觉、维护上皮组织细胞的健康等作用。长期维生素 A 缺乏可出现暗适应能力下降、夜盲，还可出现头发枯干、皮肤粗糙、毛囊角化等；长期过量摄入也会出现中毒。

动物肝脏、乳类、蛋类含有丰富的维生素 A；β - 胡萝卜素含量较丰富的有菠菜、胡萝卜、豌豆苗、红心甜薯、青椒、南瓜等。建议正常成年人视黄醇当量每日供给量为 $800\mu g$。

（二）维生素 D

维生素 D 又名钙化醇，可直接摄取，也可由维生素 D 原经紫外线照射转化。维生素 D 能调节钙和磷的吸收，促进骨骼的生长和重构，对骨骼的正常发育有极重要的作

知识链接

保持食物中叶酸及其他营养素的几个小方法

1. 新鲜蔬菜不宜久放，先洗后切，急火快炒，一次吃完。

2. 煮菜时，水开后再放菜。

3. 做馅时挤出的菜水不宜丢弃，可做汤。

4. 淘米时间不宜过长，不宜用力搓洗，不宜用热水淘米，不宜做捞饭。

5. 熬粥时不宜加碱。

6. 食物最好不要油炸。

直通护考

属于脂溶性维生素的是（   ）

A. 维生素 K   B. 维生素 C

C. 维生素 PP   D. 维生素 B_1

E. 维生素 B_6

正确答案　A

用，长期缺乏维生素 D 会导致儿童的佝偻病和成年人的软骨病；长期大量服用维生素 D，会出现银屑病、类风湿关节炎等。

维生素 D 主要由鱼肝油供给，动物肝脏、乳类、蛋类中也含有一部分，建议正常成年人每日供给量 5μg。

（三）维生素 E

维生素 E 又名生育酚。维生素 E 对人体最重要的生理功能是促进生殖，同时还能延缓衰老、改善脂质代谢等。长期缺乏维生素 E 缺乏可引起生殖障碍，而如果长期服用大剂量的维生素 E，也会诱发血栓性静脉炎、肺栓塞、血清胆固醇一过性升高等问题。

小麦胚芽油、花生油、玉米油、棉籽油中维生素 E 含量非常丰富，牛奶、蛋黄等食品中含有较丰富的维生素 E。建议正常成年人每日供给量为 10mg。

（四）维生素 K

维生素 K 又名凝血维生素。维生素 K 能促进血液凝固，参与骨骼代谢。长期缺乏维生素 K 会导致出血时间延长，即使是轻微的挫伤或创伤也可能引起血管破裂；而长期摄入过量的维生素 K 可引起溶血等。

知识链接

🍃 机体健康小信号 🍃

1．头发干燥、变细、易断、脱发，属于蛋白质、能量、脂肪酸等缺乏。

2．舌炎、舌裂、舌水肿，缺乏的表现。B 族维生素

3．夜晚视力差，维生素 A 缺乏。

4．牙龈出血，维生素 C 缺乏。

5．嘴唇干裂，应补充核黄素和烟酸。

6．味觉减退，锌的缺乏。

绿叶蔬菜（菠菜、甘蓝菜、莴苣、香菜）中维生素 K 含量较高，其次是奶类及肉类，水果及谷类中维生素 K 含量较低。建议正常成年人每日供给量为 70～140mg。

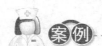

传说法国著名的国王拿破仑得到报告，在当时的法国南部边界（现今瑞士阿尔卑斯山地区），流行着一种很特殊的白痴病，在家族中常发现有多个成员呆傻。国王曾想迁移整个村庄来根除这种白痴病。这时，有一位具有献身精神的青年医生古根比尔，他勇敢地在当地建立了移民点，仔细研究这种白痴病。经研究他发现白痴病患者居住在高山上的多，降到一定海拔高度就消失了。

问题：1．这种特殊的白痴病是生命引起的？

　　　　2．为什么降到一定海拔高度这种白痴病就消失了？

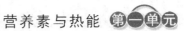

第六节　无机盐与微量元素

人类健康与长寿的新领域

存在于人体中的各种元素，除氢、氧、碳、氮主要以有机化合物的形式出现外，其余各种元素，无论其存在的形式如何，含量多少，统称为无机盐。无机盐是构成机体组织的重要材料，参与体液平衡的调节和维持机体的酸碱平衡。无机盐主要从食物和水中获得。根据它们在人体内含量的多少，分为常量元素和微量元素两大类。

常量元素是指机体中含量在 0.01 % 以上的化学元素，包括钙、磷、钠、氯、镁、钾、硫等七种；微量元素是指机体中含量小于 0.01% 的化学元素，包括铁、铜、锌、钴、锰、钒、锡、镍、钼、铬、碘、氟、硒、硅等 14 种。

一、钙

钙是人体内含量最多的无机盐，钙享有"生命元素"之称，人体内钙的含量约为 1200 ~1400g。钙参与肌肉收缩、细胞的分泌及凝血过程。幼儿缺钙影响骨质发育，易患佝偻病，孕妇缺钙可出现手足抽搐，成年人缺钙易患骨质软化，老年人缺钙可致骨质疏松，由此导致自发性骨折；而过量的摄入钙会影响铁、锌、镁、磷的利用。

奶类是钙最佳的食物来源，虾皮中含钙也非常丰富，建议正常成年人每日膳食中钙的供给量为 800mg。

> **直通护考**
>
> 1．下列不属于微量元素的是（　　）
> 　　A．锌　　　B．碘　　　C．镁
> 　　D．铁　　　E．硒
> 正确答案　C
> 2．下列食物中，铁的良好来源（　　）
> 　　A．鱼　　　B．大豆　　　C．蛋黄
> 　　D．小麦　　　E．动物肝脏
> 正确答案　E

二、铁

人体内铁总含量约 3 ~5g，在各种微量元素中占居首位。铁是形成血红蛋白的重要元素，参与氧和二氧化碳的运输，铁又是细胞色素系统的过氧化物酶的组成成分，在呼吸和生物氧化过程中起着重要作用。长期缺铁，体内血红蛋白合成不足，造成缺铁性贫血。缺铁性贫血是世界卫生组织确认的四大营养缺乏症之一。

膳食中铁的良好来源是动物的血和肝脏，植物性食物中以绿色叶菜含铁量较高。建议正常成年人每日铁供给量为 12 ~20mg。

三、锌

锌是人体所必需的微量元素之一，素有"生命之花"之称，人体内锌含量约 2g。锌能促进机体生长发

> **考点提示**
>
> 1．铁的生理功能
> 2．碘缺乏的主要危害

育与组织再生，锌参与构成唾液蛋白而对味觉和食欲发生作用，锌还参与免疫功能。长期锌缺乏会致味觉、嗅觉及性功能下降，儿童缺锌则易出现发育迟缓。

锌普遍存在于各种食物中，其中动物性食品含锌丰富，且吸收率极高，蛋黄、鱼、羊肉、豆类、动物肝脏等，都是富含锌的食物。建议成年人每日膳食中锌的供给量为 15mg。

四、碘

碘在人体内含量很少，约 20 ～ 50mg。碘在人体中的作用主要是合成甲状腺素以促进机体的代谢、体格的生长发育和神经系统的发育。长期碘的缺乏会引起甲状腺肿大，怀孕期间严重的碘缺乏可导致智商明显降低，甚至造成呆小症，但是如果膳食中长期碘过量，也会引起甲状腺肿大。

人体所需要的碘可从饮水、海产品、食盐中获取，含碘丰富的食物有海鱼、海带、紫菜、干贝、淡菜、海参等。建议成年人每日膳食中碘的供给量 150μg。

五、硒

硒在人体内总含量为约 6 ～ 20mg，硒被国内外营养学界和医药界称为"生命的火种"、"长寿元素"、"心脏守护神"、"抗癌之王"、"天然解毒剂"等。硒有保护心血管、抗氧化的作用，能促进生长、保护视觉器官、抗肿瘤、增强机体免疫功能及解毒作用。长期硒缺乏，容易导致人体免疫能力下降，威胁人类健康和生命的多种疾病都与人体缺硒有关。

普通面粉、大麦、糙米、鱼、海藻、虾、动物肝肾、大蒜、葱头、胡萝卜、芦笋等都含有硒。建议成年人每日膳食中硒的摄入量为 50μg/d。

（杨健斌）

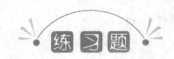

一、填空题

1. 营养素分为_____、_____、_____、_____、_____、_____、_____七类，其中产热的营养素有_____、_____、_____三类。

2. 人体的热能主要消耗于_____、_____、_____三个方面。

3. 氨基酸分为_____和_____两类。

4. 维生素分为_____和_____两类。

二、A₁ 型题

1. 除 8 种氨基酸外，婴儿的必需氨基酸还有（　　　）

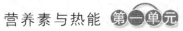

A. 亮氨酸　　　B. 异亮氨基　　　C. 赖氨酸　　　D. 蛋氨酸

E. 组氨酸

2. 产热量最高的营养素是（　　　）

A. 蛋白质　　　B. 脂肪　　　C. 碳水化合物　　　D. 维生素

E. 无机盐

3. 某成年人，每天需要热量 2400kcal，若蛋白质供能比例 10%，则每天应摄入的蛋白质为（　　　）

A. 30g　　　B. 40g　　　C. 50g　　　D. 60g

E. 70g

4. 第七类营养素指（　　　）

A. 蛋白质　　　B. 脂类　　　C. 碳水化合物　　　D. 维生素

E. 膳食纤维

5. 蛋白质评价的基础（　　　）

A. 食物中蛋白质的含量　　　　　B. 蛋白质的消化率

C. 蛋白质的利用程度　　　　　D. 以上都是　　　E. 以上都不是

6. 成年人每天由脂肪提供的热能占全天所需热能的（　　　）

A. 10～12%　　　B. 10～14%　　　C. 12～14%　　　D. 20～25%

E. 60～70%

7. 产热营养素是（　　　）

A. 维生素　　　B. 无机盐　　　C. 微量元素　　　D. 蛋白质

E. 水

8. 人体最基本的热能消耗（　　　）

A. 维持基础代谢　　　　　B. 食物的特殊动力作用

C. 各种活动　　　　　D. 劳动

E. 其他

9. 哪种加工方法，可提高大豆蛋白质的消化率（　　　）

A. 豆浆　　　B. 豆芽　　　C. 豆腐　　　D. 整粒吃

E. 以上均可

10. 成年人蛋白质提供的热能不超过每天所需热能的（　　　）

A. 10%　　　B. 12%　　　C. 14%　　　D. 20%

E. 25%

11. 脂溶性维生素是指（　　　）

A. 维生素 B_1　　B. 维生素 B_2　　　C. 维生素 C

D. 维生素 E　　E. 叶酸

12. 水溶性维生素是指（　　　）

A. B 族维生素　　　B. 维生素 A　　　C. 维生素 D　　　D. 维生素 E

E. 维生素 K

13. 维生素 A 的最佳食物来源是（　　　）

A. 牛奶   B. 动物肝脏   C. 芝麻   D. 谷类

E. 黑木耳

14. 维生素 B_1 的最佳食物来源是（   ）

A. 乳制品   B. 动物肝脏   C. 芝麻   D. 谷类

E. 黑木耳

15. 膳食中钙的最佳食物来源是（   ）

A. 乳制品   B. 动物肝脏   C. 芝麻   D. 谷类

E. 黑木耳

各类食物的营养价值 /// 第二单元

1. 了解我国食物的主要分类。
2. 掌握谷类、豆类、蔬菜、畜禽肉类、奶类、蛋类食物的营养特点。
3. 掌握谷类、豆类、蔬菜类食物的加工注意事项。
4. 掌握各种食物的合理搭配原则。

　　食品的种类繁多，按其来源和性质可分为三大类：①动物性食品：如畜禽肉类、水产品、蛋类、奶类等；②植物性食品：如粮谷类、豆类、薯类、坚果类、蔬菜、水果和菌藻类等；③各类食物的制品：如糖果、食用油、酒、罐头、糕点等。

　　食品的营养价值是指食品中所含能量和营养素能满足人体营养需要的程度。食品营养价值的高低，主要取决于食品中营养素的种类是否齐全、数量是否充足、比例是否适宜以及是否容易被人体消化吸收和利用。营养素种类齐全、数量及相互比例适宜，易被人体消化吸收利用的食物，其营养价值相对就高；所含营养素种类不全，或数量欠缺，或比例不适当，不易被人体消化吸收利用的食物，其营养价值相对就低。各种食品的营养价值都各有其特点，如粮谷类食品，能供给人体较多的碳水化合物和能量，但蛋白质含量较低，且缺乏赖氨酸；蔬菜和水果能提供丰富的维生素、矿物质及膳食纤维，但其蛋白质、脂肪含量极少；畜肉类食品蛋白质、脂肪含量较高，但其中胆固醇和饱和脂肪酸含量也较高，多食无益。即使是同一种食品，由于其品种、部位、产地、成熟度和烹调加工方法的不同，营养价值也存在一定的差异。因此，食品的营养价值是相对的，了解各种食物的营养价值，对保障人体健康、合理选择食物具有十分重要的意义。

第一节　植物性食品的营养价值

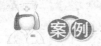 案例

　　居民王阿姨是小区有名的烹饪高手，邻居张姨慕名前来取经，发现王阿姨做菜有一个特点，好多蔬菜在炒食烹制的时候，经常先洗净切好了以后，在开水里焯一下，炒出的菜，不但速度快，口感也好，特别是这样炒出来的土豆丝，非常爽口，而且不粘锅，张姨觉得受益不少，感觉找到了诀窍，表示回家也如法炮制，提高烹调水平。

　　问题：1. 王阿姨的烹调方法科学吗？如此烹制蔬菜会带来哪些问题？

　　　　　2. 应该如何科学地加工烹调蔬菜？

　　植物性食物主要包括谷类、豆类、薯类、坚果类、蔬菜、水果和菌藻类。植物性食物是人类获取营养素的主要来源，由于产地、品种、环境和条件的不同，每类食物营养素的含量和质量都有其各自的特点。

一、谷类

　　谷类（grain）主要包括小麦、大米、玉米、高粱、荞麦、小米、燕麦等，我国居民膳食以大米和小麦为主，称之为主食，其他的称为杂粮。在我国居民膳食中，50%～60%的能量和50%～55%的蛋白质来自谷类食品，同时谷类食品也是矿物质和B族维生素的主要来源，所以谷类在我国人民膳食中占有重要地位。

（一）谷类的结构和营养素分布

　　各种谷类种子形态大小不一，但其结构基本相似。谷粒的最外层是谷壳，主要起保护谷粒的作用，不能食用。谷粒去壳后其结构可分为谷皮、糊粉层、胚乳和胚芽四部分。

　　1. 谷皮（silverskin）　位于谷粒的最外层，约占谷粒重量的6%，主要由纤维素、半纤维素等组成，含有一定量的矿物质、脂肪和维生素，不含淀粉。因不易被消化吸收，加工时通常被去掉。

　　2. 糊粉层（aleurone layer）　介于谷皮与胚乳之间，约占谷粒重量的6%～7%，含有较多的蛋白质、脂肪和丰富的B族维生素及矿物质。该层营养素含量相对较高，有重要的营养学意义，但因附着力不强，在碾磨加工时，易与谷皮同时被分离下来而混入糠麸中，造成营养素的损失。

　　3. 胚乳（endosperm）　是谷粒的主要组成部分，约占谷粒重量的83%，主要含大量淀粉和一定量的蛋白质。蛋白质主要集中于胚乳的外围，越向中心，含量越低。此外，胚乳部还含有少量的脂肪、矿物质和维生素。

4. 胚芽（embryo） 位于谷粒的一端，约占谷粒重量的 2%～3%，富含脂肪、蛋白质、矿物质、B 族维生素和维生素 E，是谷粒的精华。胚芽因质地比较柔软而韧性较强，不易粉碎，故在加工过程中易与胚乳分离而混入糠麸中，造成营养素的丢失。

（二）谷类的营养价值

谷类食品中营养素的含量与组成与谷物的品种、产地、生长条件以及加工方法有关。

1. 蛋白质 不同谷类食品中蛋白质的含量差别较大，大部分谷类蛋白质含量在 7%～12% 之间，小麦胚芽粉含量最高，每 100g 可达 36.4g，燕麦的蛋白质含量也较高。稻谷中的蛋白质含量低于小麦粉，但其氨基酸模式较为接近人体，生物利用率高，故蛋白质质量优于玉米和小麦。各谷类蛋白质的生物价依次如下：大米 77、小麦 67、大麦 64、玉米 60、小米 57、高粱 56。谷类蛋白质的必需氨基酸组成不太合理，赖氨酸为第一限制氨基酸，苏氨酸、色氨酸、苯丙氨酸、蛋氨酸也偏低，因此谷类食品蛋白质营养价值不如动物性食品。

我国居民传统以谷类食品为主食，是膳食蛋白质的重要来源，为弥补必需氨基酸的不足，现常采用氨基酸强化和蛋白质互补的方法来提高谷类蛋白质的营养价值。如大米用 0.2%～0.3% 赖氨酸强化后，其蛋白质生物学价值可明显提高，亦可以通过与动物性食品搭配食用，发挥蛋白质的互补作用。

2. 脂肪 谷类食品中脂肪含量普遍较低，大米、小麦约为 1%～2%，玉米和小米约为 4%，莜麦稍高，可达 7.2%。谷类的脂肪主要集中在糊粉层和胚芽部，在谷类加工时，易转入糠麸中，造成损失。谷类脂肪组成以不饱和脂肪酸为主，质量较好，如从米糠中可提取与机体健康有密切关系的米糠油、谷维素和谷固醇，从玉米和小麦胚芽中可提取胚芽油，80% 为不饱和脂肪酸，其中人体必需脂肪酸——亚油酸占 60%，具有降低血清胆固醇，防止动脉粥样硬化的作用，营养价值较高。

3. 碳水化合物 碳水化合物是谷类的最主要成分，主要以淀粉形式存在，集中在胚乳中，含量在 70%～80%，以稻米含量最高，小麦次之，玉米最低。稻米中籼米较高，粳米较低。谷类中的淀粉以支链淀粉为主，一般占 65%～81%。谷类中的碳水化合物是我国居民主要的能量来源。

4. 维生素 谷类是膳食 B 族维生素的重要来源。如硫胺素、核黄素、维生素 PP、泛酸和吡哆醇等，主要分布在糊粉层和胚芽部，在谷类加工过程中易造成损失，谷类加工的精度越高，保留的胚芽和糊粉层越少，维生素损失就越多。玉米和小麦胚芽中含有较多的维生素 E，是提取维生素 E 的良好原料。为保护谷类中含有的维生素硫胺素，谷类食品在烹饪的时候一般不要加入食用碱，但玉米例外，玉米中的维生素 PP 为结合型，不易被人体利用，食用时需加入适量的小苏打，使之变成游离型维生素 PP 才能被人体吸收利用。其他维生素如维生素 A、维生素 D 和维生素 C，谷类中含量极微。

5. 矿物质 谷类矿物质含量约为 1.5%～3%，主要在谷皮和糊粉层中，成分以磷、钙为主，此外还有镁、钾、钠、硫、氯、锰、锌、钼、镍、钴、硼等。多以植酸盐形式存在，消化吸收率较低。

（三）加工、烹调对谷类营养价值的影响

1. 谷类的加工 谷类加工主要有制粉、制米两种，由于谷类的各种营养素分布不均衡、矿物质、维生素、蛋白质、脂肪多分布在谷粒的周围和胚芽内，向胚乳中心逐渐减少，因此加工精细度与谷类营养素的保留程度有着密切的关系。加工精细度越高，糊粉层和胚芽损失越多，营养素损失越大，尤以 B 族维生素损失显著。近年来由于社会经济的发展，人们对口感的追求越来越高，对精白米面的需求也日益增长，造成谷类当中的膳食纤维、B 族维生素大量损失，故应采取对精白米面的营养强化措施加以弥补，并通过改良谷类加工工艺、膳食粗细搭配等方法来克服精白米面的营养缺陷。

 知识链接

"九二米" 和 "八一粉"

我国 1950 年规定稻米和小麦的加工精度为 "九二米" 和 "八一粉"，1953 年，又将出粉率和出米率进一步提高，确定 "九五米" 和 "八五粉" 为标准米和标准面（即每 100kg 去壳糙米和小麦分别加工成 95kg 大米和 85kg 面粉），从营养素含量来说，出粉（面）率的提高，相比精白米、面保留了更多数量的纤维素和无机盐，符合谷类加工的基本原则，在节约粮食和预防某些营养素缺乏病方面收了良好的经济效益和社会效益。

2. 谷类的烹调

（1）淘洗：营养素损失程度与淘洗次数、浸泡时间和用水温度密切相关。淘米时水温越高、搓洗次数越多、浸泡时间越长，营养素的损失越大。大米淘洗过程可使水溶性维生素和无机盐大量损失，维生素 B_1 可损失 30%～60%，维生素 B_2 和维生素 PP 可损失 20%～25%，无机盐可损失 70%。

（2）烹调方式：谷类的烹调方法有煮、焖、蒸、烙、烤、炸、炒等，不同的烹调方式引起营养素损失的程度不同，主要是对 B 族维生素的影响。如制作米饭，用蒸的方式 B 族维生素的保存率较捞蒸方式（即弃米汤后再蒸）要高得多；在制作面食时一般用蒸、烤、烙的方法 B 族维生素损失较少，但用高温油炸时损失较大，如油条制作时因加碱及高温油炸会使维生素 B_1 全部损失，维生素 B_2 和维生素 PP 仅保留 50%。米饭在电饭煲中保温时，随时间延长硫胺素也将损失；面食在焙烤时还原糖与氨基酸化合物发生褐变反应（又称美拉德反应），产生的褐色物质在消化道中不能水解，降低了营养价值，而且使赖氨酸失去效能，故应注意焙烤温度和糖的用量；部分地区居民在加工谷类食品时，有加入食用碱的习惯，导致其中的维生素 B_1 大量被破坏，也是造成部分人群维生素 B_1 缺乏的原因之一。

二、豆类及其制品

豆类（legume）的品种很多，一般分为大豆类和其他豆类。大豆按种皮的颜色可分为黄、黑、青、褐及双色大豆五种，其他豆类包括豌豆、蚕豆、绿豆、小豆、芸豆、豇豆等；豆制品是指由大豆或其他豆类作为原料制作的食品，如豆浆、豆腐、豆腐干、豆腐皮、粉丝等，是我国居民膳食中优质蛋白质的重要来源。

考点提示

豆类的主要抗营养成分。

（一）大豆的营养价值

1. 大豆的营养成分

（1）蛋白质：大豆（soybean）中蛋白质的含量较高，占其干重的35%～40%，是植物性食品中蛋白质含量最多的食品。大豆蛋白质主要由球蛋白、清蛋白、谷蛋白和醇溶蛋白组成，其中球蛋白含量最多。大豆蛋白质的氨基酸模式与人体接近，具有较高的营养价值，故大豆蛋白为优质蛋白。大豆赖氨酸含量较多，蛋氨酸含量较少，如与谷类食品混合食用，必需氨基酸可以互补，可更好地发挥蛋白质互补作用。

（2）脂肪：大豆脂肪含量约为15%～20%，大部分为不饱和脂肪酸，其中亚油酸约为51.7%～57%，油酸含量约为32%～36%，亚麻酸约2%～10%，此外，大豆油中还含有1.6%左右的磷脂。由于大豆富含不饱和脂肪酸，所以是高血压、动脉粥样硬化等疾病患者的理想食物。

（3）碳水化合物：大豆中碳水化合物含量为34%左右，但其中只有50%是可供人体利用的可溶性糖，如阿拉伯糖、半乳聚糖和蔗糖，淀粉含量很少，另50%是人体不能消化吸收和利用的棉籽糖和水苏糖，主要存在于大豆细胞壁，在肠道细菌作用下发酵会产生二氧化碳和氨，引起肠胀气，导致腹部不适。

（4）维生素：大豆含有丰富的维生素 B_1、维生素 B_2、维生素 PP、维生素 E，干豆类几乎不含维生素 C，但经发芽制成豆芽后，其含量明显提高，如黄豆芽，每100g 含有8mg 维生素 C，史料记载，郑成功几次下西洋航行中，都有在船上发制豆芽供水手食用，有效避免坏血病发生的经历。

（5）无机盐：大豆富含钙、磷、铁等无机盐，其中钙含量丰富，比牛肉、猪肉高数十倍，是人们膳食钙的较好来源。

2. 大豆中的抗营养因子　所谓抗营养因子是指存在于天然食物中，影响某些营养素的吸收和利用，对人体健康和食品质量产生不良影响的因素。大豆中含有一些抗营养因子，可影响人体对某些营养素的消化吸收和利用。

（1）蛋白酶抑制剂（protease inhibitor，PI）：蛋白酶抑制剂是指存在于大豆、棉籽、花生、油菜籽等植物中，能够抑制人体内胰蛋白酶、胃蛋白酶、糜蛋白酶等蛋白酶活性的一类物质，其中以抗胰蛋白酶因子（或称胰蛋白抑制剂）为主，该因子对人体胰蛋白酶的活性有部分抑制作用，妨碍蛋白质的消化吸收，对动物生长亦有抑制作用，加热煮熟后即可破坏，所以大豆及其制品须经充分加热煮熟后才可食用。

（2）豆腥味：大豆中含有1%～2%左右的脂肪氧化酶，能促使不饱和脂肪酸氧化分解，形成小分子的醛、醇、酮等挥发性物质，产生豆腥味和苦涩味，令人不快，通常采用95℃以上加热10～15min，再用乙醇处理后减压蒸发的方法，可以较好地去掉豆腥味。此外，也可以通过生物发酵、酶处理、微波照射、有机溶剂萃取等方法祛除豆腥味。

（3）胀气因子（flatus–producing factor）：主要是由于大豆中不能被人体消化吸收的水苏糖和棉籽糖，在肠道细菌作用下产酸产气，引起肠胀气，故称之为胀气因子，豆制品在加工制作时，胀气因子可被除去。

（4）植酸（phytic acid）：大豆中约含1%～3%的植酸，在肠道内可与锌、钙、镁、铁等金属离子螯合，影响其吸收利用。祛除方法：可将大豆浸泡在 pH 4.5～5.5 溶液中，植酸可溶解 35%～75%，蛋白质基本不受影响。大豆发芽制成豆芽后，植酸酶活性增强，植酸可被分解，可以提高大豆中铁、锌、钙、镁的生物利用率，所以黄豆芽是营养价值较高的食品。

（5）植物红细胞凝集素（phytohematoagglutinin，PHA）：能导致人和动物红细胞凝集的一种蛋白质，食用数小时后可引起头晕、头痛、恶心、呕吐、腹痛、腹泻等中毒症状，可影响动物的生长发育，可通过加热破坏。

3. 大豆的营养保健作用 大豆中除了含有大量蛋白质、不饱和脂肪酸以外，还含有多种对人体有益的生物活性物质，如大豆皂苷、大豆异黄酮等，近年来研究发现此类生物活性物质具有明显降低血脂、抗氧化、抗衰老、抗肿瘤、免疫调节等作用，食用含纤维的豆类食品亦可以明显降低血清胆固醇，对冠心病、糖尿病及肠癌也有一定的预防及治疗作用，所以大豆是一种物美价廉、老少皆宜的营养保健食品。

（二）其他豆类的营养价值

其他豆类主要有绿豆、豌豆、蚕豆、豇豆、小豆、芸豆等，其蛋白质含量比大豆低，一般为 20% 左右，脂肪含量极少，仅有 1%～2%，营养成分以碳水化合物为主，占 65% 左右，主要以淀粉形式存在。其他营养素与大豆近似，也是一类营养价值相对较高的食物。

（三）豆制品的营养价值

我国居民传统的豆制品是以大豆为原料制作而成，主要分为非发酵性豆制品，如豆浆、豆腐、豆腐干、豆腐皮、人造腐竹、豆芽等；发酵豆制品，如腐乳、豆豉、臭豆腐、豆酱等；其他豆制品主要有山东等地以绿豆、豌豆等为原料制作的粉丝等。

豆制品的加工工艺主要包括浸泡、研磨、加热等流程，祛除了大豆所含的抗营养因子和大部分纤维素，因此使其消化吸收率明显提高。豆制品的营养素种类在加工前后变化不大，但经浸泡，水分增多，营养素含量相对减少。

豆腐的蛋白质含量约为 8%，由其制成的豆腐干或其他制品的蛋白质含量可达17%～45%，且大豆经研磨后消化率由 65% 提高到 92%～96%，是营养价值较高的优质蛋白。此外豆腐中还含有丰富的钙、钾、镁等无机盐。

豆浆蛋白质含量近似牛奶，其中必需氨基酸种类齐全，脂肪含量是牛奶的四分之一，也是多种营养素含量丰富的传统食品，且具有来源广泛，价格便宜的优势，特别适宜在农村推广食用。

豆芽一般是以大豆和绿豆发芽制成，除含原有营养成分外，维生素 C 无中生有，当缺乏新鲜蔬菜时，是维生素 C 的良好来源。

（四）豆类加工烹调应注意的问题

（1）生大豆含有一定量的抗营养素因子，过量食用除了会影响营养素的吸收外，还会导致食物中毒，比如未煮熟的豆浆，饮用后会出现恶心、呕吐等消化道症状，所以大豆类食品必须充分加热煮熟后才能食用。

（2）不同加工和烹调方法，对大豆蛋白质的消化率有明显的影响，整粒熟大豆的蛋白质消化率仅为 65.3%，但加工成豆浆可达 84.9%，加工成豆腐则可以提高到 92%～

96%，所以大豆最好充分磨碎后再食用，以提高其营养价值。

知识链接

⌒ 牛奶与豆类的营养成分对比 ⌒

营养素 （每100g）	热量 （大卡）	碳水化 合物（g）	脂肪 （g）	蛋白质 （g）	纤维素 （g）	胡萝卜 素（μg）	胆固醇 （mg）	镁 （mg）	钙 （mg）	铁 （mg）	锌 （mg）
牛奶	54	3.4	3.2	3	—	15	11	104	0.3	0.42	
豆浆	14	1.1	0.7	1.8	1.1	90	—	9	10	0.5	0.24

三、蔬菜类

蔬菜按照结构和可食部位的不同，可分为叶菜类、根茎类、瓜茄类、鲜豆类和菌藻类，所含营养成分因种类不同，差异较大。

考点提示

蔬菜的加工烹调注意事项。

（一）营养价值

1. 叶菜类　主要品种有大白菜、菠菜、油菜、苋菜、韭菜等，以食用叶子为主，蛋白质含量低，约1%~2%，脂肪不足1%，碳水化合物2%~4%，膳食纤维约1.5%。叶菜类主要是胡萝卜素、维生素 B_2、维生素 C、无机盐、叶酸、膳食纤维的良好来源。其中绿叶菜和橙色菜维生素含量较高，特别是胡萝卜素含量较高；维生素 B_2 含量虽不很丰富，但在我国人民膳食中仍是主要来源；维生素 C 的含量大多在 35mg/100g 左右，比较突出的有菜花、西兰花、芥兰等；无机盐的含量大多在1%左右，包括钾、钠、钙、镁、铁等，其中以钾最多，钙、镁含量也较丰富，是我国居民膳食中矿物质的重要来源，由于其最终代谢产物为碱性，对维持体内的酸碱平衡起重要作用。

2. 根茎类　主要包括萝卜、胡萝卜、山药、土豆、芋头、莲藕、红薯、大葱、蒜、竹笋等。根茎类蛋白质含量不高，大多1%~2%，脂肪不足0.5%，碳水化合物差别较大，高的如土豆、红薯可达20%，低的不足3%。膳食纤维低于叶菜，约为1%，胡萝卜素以胡萝卜中最高，可达4130μg/100g，大蒜、芋头、土豆中富含硒元素。

3. 瓜茄类　主要包括冬瓜、南瓜、黄瓜、丝瓜、番茄、辣椒、茄子等，瓜茄类含水量高，蛋白质仅为0.4%~1.3%，碳水化合物0.5%~9.0%，膳食纤维1%左右，某些品种维生素 C 含量较高，如辣椒、苦瓜，而南瓜、番茄则富含胡萝卜素，番茄的维生素 C 含量不高，但其内有有机酸，保护作用较强，损失小，也是人体维生素 C 的良好来源。

4. 鲜豆类　包括扁豆、芸豆、四季豆、毛豆等，相比其他蔬菜类，营养价值较高，蛋白质含量平均可达4%，例如上海的毛豆，蛋白质高达12%。碳水化合物一般在4%左右，胡萝卜素含量较高，大多在200μg/100g，此类蔬菜中无机盐含量也很丰富，包括钾、钙、铁、锌、硒等。

5. 菌藻类　包括食用菌和藻类，食用菌常见的有蘑菇、香菇、木耳、银耳等，藻类主要有海带、紫菜、发菜等。菌藻类食物富含蛋白质，以发菜、蘑菇和香菇为最高，可达20%以上，其蛋白质氨基酸组成平衡，必需氨基酸含量高，生物学价值较高；碳水化合物含量差别较大，干品含量高，可达50%以上，鲜品含量低，不足7%；微量元素含量丰富，铁、锌、硒较其他食物为高，海带、紫菜中尚有丰富的碘，可用来有效预防碘缺乏病。

（二）蔬菜的营养保健作用

蔬菜中含有一些酶类、杀菌物质和具有特殊功能的生理活性成分，对机体有益，如大蒜中含有植物杀菌素和含硫化合物，具有抗菌消炎、降低血清胆固醇作用；萝卜中含有淀粉酶，生食时有助于消化；洋葱、甘蓝、西红柿等含有的类黄酮物质为天然抗氧化剂，具有清除自由基、抗衰老、抗肿瘤、保护心脑血管等作用；南瓜、苦瓜已被证实有明显的降低血糖的作用。

知识链接

日本国立癌症预防研究所公布抑癌蔬菜排行榜：甘薯、芦笋、花椰菜、卷心菜、菜花、欧芹、茄子皮、甜椒、胡萝卜、金花菜（刺菖蓿）、茎蓝、荸荠、芥菜、雪里蕻、番茄、大葱、大蒜、黄瓜、大白菜。

（三）蔬菜的加工烹调

（1）蔬菜中富含维生素C、叶酸、维生素B_2等水溶性维生素，为避免损失，加工时不宜先切后洗，更不宜长时间在水中浸泡，但有些蔬菜如菠菜等，因草酸含量较高，如不处理，会影响钙、铁等无机盐的吸收，建议此类蔬菜在烹调前先用开水焯过后，弃汤再食用，口感及无机盐的吸收率都将有所升高。

（2）上述水溶性维生素随加热时间的延长、温度的提高，损失急剧增加，所以烹调时建议急火快炒，缩短加热时间；烹调时加入适量食醋，对维生素C也有较好的保护；对适宜生食的蔬菜，在清洗干净的前提下，适量食用，也是不错的选择。

四、水果类

水果种类很多，主要有苹果、橘子、梨、桃、杏、葡萄、香蕉、菠萝、猕猴桃等，根据果实的形态和生理特征又可分为仁果类、核果类、浆果类、柑橘类和瓜果类等。新鲜水果的营养价值与新鲜蔬菜相似，是人体矿物质、膳食纤维和维生素的重要来源之一。

（一）水果的营养价值

新鲜水果含水分多，营养素含量相对较低，蛋白质、脂肪含量均不超过1%。

1. 碳水化合物　水果中含有的碳水化合物在6%～28%之间，较蔬菜多，主要是果糖、葡萄糖及蔗糖。水果还富含纤维素、半纤维素和果胶。

2. 矿物质　主要含有钾、钠、钙、镁、磷、铁、锌、铜等无机盐，其中以钾、钙、镁、磷含量较多。

3. 维生素　新鲜水果中富含维生素C和胡萝卜素，鲜枣、刺梨、橘、猕猴桃中维生素 C 含量较多,芒果、柑橘、杏、柿子等含胡萝卜素较多。

(二)水果的营养保健作用

许多水果含有各种芳香物质、有机酸和色素,使水果具有特殊的香味和颜色,赋予水果良好的感官性状,可以刺激食欲。除此以外,水果中还含有一些生物活性物质如类黄酮、白藜芦醇等,具有抗氧化、抗衰老、抗肿瘤、免疫调节、降低血脂、保护心脑血管等作用,是非常好的营养食品。

知识链接

❦ 水果的保存 ❦

1. 不能放入冰箱的水果,否则会冻伤,如:香蕉、杨桃、枇杷等。

2. 催熟后可以放入冰箱的水果,如:榴莲、芒果、柿子、木瓜等。

3. 必须放入冰箱,常温下易变质的水果,如:桃子、桑椹、李子、荔枝、龙眼、红毛丹、樱桃、番石榴、葡萄、梨、草莓、山竹、火龙果、甜瓜、柚子等。

4. 常温保存或冰箱冷藏均可的水果,如:柠檬、凤梨、柳橙、橄榄、青枣、苹果、西瓜、橘子、椰子、葡萄柚、甘蔗等。

第二节　动物性食物的营养价值

动物性食物主要包括畜禽肉类、水产类、蛋类、奶类及其制品,是人们膳食构成的重要组成部分,是机体优质蛋白、脂类、维生素、无机盐的重要来源。

一、畜、禽肉类

(一)畜、禽肉类的营养价值

畜禽肉类是指猪、牛、羊、马、骡、驴、鹿、狗、兔等牲畜和鸡、鸭、鹅、鸽子、鹌鹑等禽类的肌肉、内脏及其制品,主要提供优质蛋白质、脂肪、矿物质和维生素,营养价值较高,饱腹作用强,可加工制作成各种美味佳肴。

> **考点提示**
>
> 1. 畜禽类食品胆固醇含量较高的有哪些?
>
> 2. 蛋类食品蛋黄与蛋清的营养差异。
>
> 3. 牛奶中的蛋白质含量、主要成分。

1. 蛋白质　畜禽肉蛋白质大部分存在于肌肉组织中,含量约为 10%~20%。动物的品种、年龄、肥瘦程度及部位不同,蛋白质含量有较大差异,如猪肉蛋白质平均含量为 13.2%,猪里脊肉为 20.2%,而猪五花肉为 7.7%,鸭肉 16%,鹅肉 18%,牛肉、羊肉、兔肉、骆驼肉、鸡肉、鹌鹑肉可达 20%。

畜禽肉类蛋白质含有人体必需的各种氨基酸,而且必需氨基酸的构成比例接近人体需要,因此容易被人体消化吸收和利用,生物学价值高,为优质蛋白质;存在于结缔组织中的胶原蛋白和弹性蛋白,由于缺乏色氨酸、酪氨酸、蛋氨酸等必需氨基酸,因此蛋白质的利用率低，其营养价值也低，属于不完全蛋白质。此外，畜、禽肉中含有能溶于水的含氮浸出物，能使肉汤味道鲜美，成年动物浸出物含量高于幼年动物，厨师烹饪时多用此类食物烹制高汤，可使烹制出的菜肴味美可口。

2. 脂肪　畜禽肉类的脂肪含量因动物品种及部位的不同差异较大，如猪肥肉脂肪含量高达90%，猪前肘为31.5%，猪里脊肉为7.9%；牛五花肉为5.4%，瘦牛肉为2.3%；鸡和鸽子在9%~14%，鸭和鹅达20%左右。畜、禽动物脂肪中，畜肉类脂肪以饱和脂肪酸为主，其中以猪为高，牛羊次之，禽类所含必需脂肪酸的量高于家畜，故禽类脂肪营养价值高于畜类。

需要注意的是，畜禽动物的内脏胆固醇含量较高，如猪脑为2571mg/100g，猪肝为288mg/100g，猪肾354mg/100g；牛脑2447mg/100g，牛肝297mg/100g；鸡肝429mg/100g，鸭肝515mg/100g，故身体肥胖、高脂血症患者以及老年人进食时要有所节制，多食无益。

3. 碳水化合物　畜禽肉中的碳水化合物以糖原形式存在于肌肉和肝脏中，含量极少，一般为1%~3%，动物宰杀前过度疲劳，糖原含量下降，宰后肉尸放置时间过长，也会因酶的分解作用，使糖原含量降低。

4. 维生素　畜禽肉可提供多种维生素，其中主要以B族维生素和维生素A为主。内脏含量比肌肉多，维生素A含量以牛肝和羊肝最高，维生素B$_2$以猪肝含量最丰富，禽肉中则含有较多的维生素E。

5. 矿物质　畜禽肉矿物质含量约为0.8%~1.2%，瘦肉中的含量高于肥肉，内脏高于瘦肉。尤其是铁，主要以血红素铁的形式存在，不受食物其他因素的影响，人体吸收率高，是膳食铁的良好来源，如猪肝和鸭肝，铁含量可达23mg/100g。钙含量不高，但吸收利用率较高，也是人体补钙的一个良好来源。牛肾和猪肾中硒的含量较高，是其他一般食品的数十倍。此外，畜肉还含有较多的磷、硫、钾、钠、铜等无机盐。

（二）畜禽肉类的加工烹调及利用

（1）畜禽肉类蛋白质含量高，氨基酸比例适宜，含有谷类缺乏的赖氨酸，故宜与谷类搭配食用，发挥蛋白质的互补作用。

（2）畜肉类饱和脂肪酸和胆固醇含量高于禽类，过多食入可造成肥胖和高脂血症等症，故在膳食比例中不宜过大，以每日50~75g为宜。

（3）加工烹制过程中应注意卫生问题，做到清洗干净，煮熟煮透，生熟分开，防止交叉污染，也不宜生食，以防寄生虫感染。

二、水产类

动物性水产品主要包括鱼类、甲壳类、软体类、海兽类等水生生物，是人类蛋白质、无机盐、维生素的良好来源，营养价值较高。

（一）鱼类的营养价值

鱼类可以分为海水鱼和淡水鱼，海水鱼又可以分为深海鱼和浅水鱼，营养价值因鱼类的种类、肥瘦、捕捞季节不同而有明显差异。

1. 蛋白质　鱼类蛋白质含量一般为15%~25%，必需氨基酸种类齐全，尤其富含亮氨酸和赖氨酸，但色氨酸含量偏低。鱼类肌肉组织中肌纤维细短，间质蛋白少，水分含量较多，因此组织柔软、细嫩，较畜禽肉更易消化。鱼类结缔组织和软骨中的含氮浸出物含大量胶原蛋白和黏蛋白，这也是鱼汤冷却易形成凝胶的主要原因。

2. 脂肪 鱼类含脂肪很少，一般为 1% ~ 10%，平均 5% 左右。主要分布在皮下和内脏周围，肌肉组织中含量很少。不同鱼类，脂肪含量差别较大，如鳀鱼脂肪含量达12.8%，而鳕鱼仅为 0.5%。鱼类脂肪多由不饱和脂肪酸组成（占 80%），熔点低，常温下呈液态，消化吸收率约为 95%，其中的二十碳五烯酸（EPA）和二十二碳六烯酸（DHA）具有降低血脂、防治动脉粥样硬化等作用，是老年人很好的保健食品。鱼类的胆固醇含量一般约为 100mg/100g，但鱼子中含量较高，如鲳鱼子胆固醇含量为1070mg/100g，故老年人不宜过多食用。

3. 碳水化合物 鱼类碳水化合物的含量很低，约为 1.5%，主要以糖原形式存在。部分鱼类不含碳水化合物，如草鱼、青鱼、鲢鱼、鲑鱼等。

4. 维生素 海水鱼的肝脏、鱼油是富含维生素 A 和维生素 D 的食物，是维生素 A 和维生素 D 的重要来源，也是维生素 B_2 的良好来源，另外，维生素 E、维生素 B_1 和烟酸的含量也较高，但维生素 C 含量极微。部分生鱼体内含有硫胺素酶，当生鱼存放过久或生吃时可破坏维生素 B_1，但加热可破坏此酶，故不宜生吃鱼类。

5. 矿物质 鱼类矿物质含量为 1% ~ 2%，锌、铁、硒、钙、钠、氯、钾、镁含量丰富，其中钙的含量较畜禽肉高，为钙的良好来源。海水鱼类含碘丰富，有的海鱼碘含量高达 500 ~ 1000μg/kg，而淡水鱼仅为 50 ~ 400μg/kg。

（二）甲壳类及软体动物类的营养价值

此类水产品主要包括虾、蟹、贻贝、扇贝、牡蛎、章鱼等，其营养成分与鱼类近似，蛋白质含量多在 15% 左右，河蟹、对虾、章鱼略高，17% 左右，螺蛳、蛏子略低，7% 左右，必需氨基酸种类齐全，酪氨酸、色氨酸含量较高，贝类中牛磺酸含量普遍高于鱼类。脂肪和碳水化合物含量低，维生素含量及种类与鱼类近似，无机盐中钙含量突出，多在 150mg/100g，钾的含量也很高，多在 200mg/100g，另外硒和锌的含量在贝壳类中也相当突出。

 知识链接

补钙佳品－虾皮：虾皮营养丰富，素有"钙的仓库"之称，是物美价廉的补钙佳品，每 100g 虾皮中含有钙 991mg。虾皮味道鲜美，做法多样，可做汤、炒菜、做馅、可调味，家常菜中的虾皮豆腐、虾皮油菜、虾皮韭菜、虾皮小葱、虾皮冬瓜汤等，均为鲜美的下饭佳肴。

（三）水产类的加工烹调及利用

（1）不宜生食，以防寄生虫感染，另外部分鱼体内含有硫胺素酶，会妨碍维生素 B_1 的吸收，加热可以破坏，提高维生素 B_1 的利用率。

（2）防止腐败变质和中毒。水产品水分和蛋白质含量高，比畜禽肉类更易腐败，故常温下保存时间不宜过长，以防变质；个别水产品含有毒素，如河豚、被有毒藻类污染的贝类等，应加强监管，提高识别能力，防止误食，导致中毒。

三、蛋类

蛋类主要包括鸡蛋、鸭蛋、鹅蛋、鹌鹑蛋、鸵鸟蛋、鸽子蛋、火鸡蛋等，以及以此为原料加工制成的食品，如松花蛋、咸蛋、蛋粉、蛋黄粉等。其中鸡蛋是居民传统的食品，是食用最普遍、数量最大的蛋种。蛋类在我国居民膳食构成中约占 1.4% 左右，主要提供质优价廉的蛋白质。

（一）蛋类的营养价值

1. 蛋白质　各种蛋类含蛋白质一般都在 12% 左右，蛋清中略低，蛋黄中较高。蛋类蛋白质氨基酸组成与人体近似，生物价在各种食品中名列前茅，达 94，蛋黄高于蛋清，其中赖氨酸和蛋氨酸含量较高，如与谷类、豆类搭配，可起到较好的互补作用。蛋类蛋白质中富含半胱氨酸，加热过度，可产生硫化氢，与蛋黄中含有的铁反应，使蛋黄表面显青黑色。

2. 脂类　绝大部分的脂肪存在于蛋黄中，蛋清中含量极少。蛋黄中的脂肪大部分为中性脂肪，占 62%～65%，其中 50% 左右为单不饱和脂肪酸——油酸，磷脂占 30%～33%，固醇占 4%～5%，还有微量脑苷脂类。

脂肪在蛋黄中呈乳化状，分散成细小颗粒，故易消化吸收；蛋黄还是磷脂的良好食物来源，其中的磷脂主要是卵磷脂和脑磷脂，此外还有部分神经鞘磷脂。卵磷脂具有降低血胆固醇的作用，并能促进脂溶性维生素的吸收。需要注意的是蛋类胆固醇含量极高，多数集中在蛋黄，鹅蛋黄高于鸭蛋黄，鸡蛋次之，但乌骨鸡蛋黄含量很高，高达 2057mg/100g，高居蛋类榜首。

3. 碳水化合物　蛋类含碳水化合物较少，蛋黄略高于蛋清，蛋黄中主要是葡萄糖，蛋清中主要是甘露糖和半乳糖，大部分以与蛋白质结合的形式存在。

4. 维生素　蛋类维生素含量丰富，种类较为齐全，包括所有的 B 族维生素及脂溶性维生素。绝大部分的维生素都集中在蛋黄内，各种蛋类的维生素含量与品种、季节和饲料等有一定的关系。

5. 矿物质　蛋类的矿物质主要集在蛋黄中，蛋清中含量极微。蛋黄中以磷、钙、钾、钠含量较多，此外还含有丰富的铁、镁、锌、硒等矿物质。蛋黄中的铁含量虽然较高，但其是以非血红素铁形式存在，并与卵黄磷蛋白结合，不易吸收，因此生物利用率不高，仅为 3% 左右。

（二）蛋类的加工烹调及利用

1. 加工　蛋类制品有松花蛋、咸蛋、糟蛋等，松花蛋制作过程中，由于工艺的原因可能会有铅污染的问题，需要注意；咸蛋腌制完成后，钠含量急剧升高，血压较高的人，食用不宜过量。

2. 烹调 蛋类不宜生食，因生蛋中含有抗生物素和抗胰蛋白酶，会妨碍生物素和蛋白质的吸收，加热后可以破坏。蛋类的烹调方法主要有煮、炒、煎、炸等方式，水煮蛋最佳，煮后蛋白质变得软且松散，容易消化吸收，利用率也高。温度超过100℃，B族维生素会有一些损失，温度越高，损失越多。

3. 利用 蛋类营养价值高，但要注意蛋黄中胆固醇含量较高，大量食用会造成高脂血症，是动脉粥样硬化、冠心病的危险因素，所以我国居民膳食宝塔建议每日25～50g为宜。

四、奶及其制品

奶类（milk）食品主要包括牛奶、羊奶和马奶及其制品，食用量最多的是牛奶。奶类含有人体所需的所有营养素，并且容易消化、吸收，是一类营养价值很高的优质天然食品，适合于各人群包括特殊人群（婴幼儿、老年人、患者等）。

（一）奶类的营养价值

奶类主要是由水、脂肪、蛋白质、乳糖、矿物质、维生素等组成的一种复杂乳胶体，以水为主，水分含量占86%～90%，因此其营养素含量与其他食品比较相对较低。

1. 蛋白质 牛奶中蛋白质含量平均为3.0%左右，羊奶低于牛奶，约为1.5%，与人乳近似（1.3%）。牛奶主要由酪蛋白（79.6%）、乳清蛋白（11.5%）和乳球蛋白（3.3%）组成。奶蛋白质消化吸收率为87%～89%，生物价为85，属优质蛋白质。牛奶中蛋白质含量虽然较人乳高2倍多，但酪蛋白与乳清蛋白的构成比与人乳恰好相反，并且酪蛋白在胃中会形成较乳清蛋白大且硬的块状物，不利于婴儿消化吸收，因此，一般通过乳清蛋白来调整牛奶中酪蛋白与乳清蛋白的构成比例，使之接近母乳的蛋白质构成，生产出适合婴幼儿生长发育需要的婴幼儿配方奶粉。

2. 脂肪 牛奶中脂肪含量一般为2.8%～4.0%，其中油酸占30%，亚油酸和亚麻酸分别占5.3%和2.1%，磷脂约为20～50mg/100ml，胆固醇约为13mg/100ml。牛乳脂肪中脂肪酸组成复杂，以短链脂肪酸（如丁酸、己酸、辛酸）为主，这也是牛乳脂肪风味良好及易于消化的原因。

3. 碳水化合物 奶中碳水化合物含量为3.4%～7.4%，人乳中含量最高，羊奶居中，牛奶最少，主要形式为乳糖，甜度为蔗糖的1/6，可调节胃酸，促进胃肠道蠕动，分泌消化液，还能促进钙的吸收，有助于肠道乳酸杆菌繁殖，抑制腐败菌的生长，故对婴儿的消化道具有重要意义。

4. 维生素 奶中含有人体所需的各种维生素。维生素含量与饲养方式和季节有关，夏秋放牧期奶中维生素A、维生素D、胡萝卜素和维生素C含量较棚内饲养期明显增多。

5. 矿物质 奶中矿物质含量一般为0.7%～0.75%，主要包括钙、磷、钾、钠、镁、氯等，其中大部分与有机酸结合形成盐类。牛奶是含钙较高的食品，100ml牛乳中含钙110mg，且吸收率高，是钙的良好来源。奶中铁含量很低。

（二）奶制品的营养价值

奶制品主要包括消毒牛奶、奶粉、酸奶、复原奶、奶油、奶酪、炼乳等，因加工工艺的不同，营养素含量有很大差异。

1. 消毒牛奶 消毒牛奶是将新鲜生牛奶经过过滤，加热杀菌后分装出售的液态奶。消毒方式分为巴氏消毒法和超高温灭菌法。消毒奶除了维生素 B_1 和维生素 C 有所损失外，其他营养成分与新鲜奶差别不大。

 知识链接

牛奶消毒方式

　　巴氏消毒法和超高温灭菌法。巴氏消毒法又分两种情况，一是将牛奶加热到 62℃ ~65℃，保持 30min，采用这一方法，可杀死牛奶中各种生长型致病菌，灭菌效率可达 97.3%~99.9%；第二种方法将牛奶加热到 75℃ ~90℃，保温 15 ~16s，杀菌时间更短，消毒效率更高。巴氏消毒法特点是消毒温度低，对营养物质的破坏少，但保质期一般较短，通常在 3 ~6 天，须在 4℃ 保存，一般有屋顶型、塑料袋、玻璃瓶包装。超高温灭菌法，采用 134℃ ~135℃的高温，瞬间消毒原奶 4s，保质期长达数月，包装多为利乐砖、利乐枕、无菌塑料包等形式，又称为"常温奶"，包装上标有"UHT"，UHT 就是超高温灭菌的英文缩写。超高温灭菌法因消毒温度高，维生素会有一定量的损失，其他营养成分与巴氏消毒奶差别不大。

2. 奶粉 是将消毒后的牛奶经浓缩、喷雾干燥制成的粉状食品。根据食用要求和成分不同又分为全脂奶粉、脱脂奶粉、调制奶粉。

（1）全脂奶粉：鲜奶消毒后除去 70%~80% 的水分，采用喷雾干燥法，将奶喷成雾状微粒而成。此法生产的奶粉质量好，粉粒较小，受热均匀，溶解度高，无异味，对营养成分影响很小。一般全脂奶粉的营养素含量为鲜奶的 8 倍左右。

（2）脱脂奶粉：生产工艺同全脂奶粉，但原料奶经过脱脂过程，故该类奶粉脂肪含量仅为 1.3%，脂溶性维生素也一并降低，其他营养成分变化不大，主要适合于腹泻的婴儿及要求低脂膳食的患者食用。

（3）调制奶粉：是以牛奶为基础，根据不同人群的营养需要，对牛奶的营养组成成分加以适当调整而成。最常见的是母乳化奶粉，参照人乳的营养模式，调整各种营养素的含量、种类和比例，使之接近母乳，更适合婴幼儿的生理特点和营养需要，又称婴幼儿配方奶粉。除婴幼儿配方奶粉外，还有孕妇奶粉、儿童奶粉、中老年奶粉等其他品种。

3. 酸奶 酸奶是一种以消毒牛奶、脱脂奶、全脂奶粉、脱脂奶粉或炼乳等为原料接种乳酸菌，经过发酵而成的奶制品，以酸牛奶最为常见。经过乳酸菌发酵后，乳糖变成乳酸，蛋白质凝固，游离氨基酸和肽增加，脂肪不同程度的水解，风味更独特，消化吸收更易，营养价值更高。发酵后蛋白质的生物价提高，叶酸含量增加 1 倍。

乳酸菌中的乳酸杆菌和双歧杆菌为肠道益生菌，可抑制肠道腐败菌的生长繁殖，防止腐败胺类产生，对维护人体的健康有重要作用。酸奶的酸度较高，可刺激胃酸分泌，帮助消化，适合消化功能不良的婴幼儿、老年人及乳糖不耐症的患者食用。

4. 复原乳 又称"还原乳"或"还原奶"，是指把牛奶浓缩、干燥成为浓缩乳或乳粉，再添加适量水，制成与鲜奶近似的乳液，其营养价值与鲜奶基本相似，但因经过干燥、浓缩环节，维生素有所损失。

5. 奶酪　是在原料奶中加入适量的乳酸菌发酵剂或凝乳酶，使蛋白质发生凝固，并加盐、压榨排除乳清之后的产品，是一种营养价值较高的发酵乳制品。制作过程中，维生素 D 和维生素 C 被破坏和流失，其他维生素影响不大。由于发酵，乳糖含量降低，蛋白质被分解成肽和氨基酸等产物，所以奶酪不但味道独特，也利于消化吸收。

（三）奶类的加工、烹调和利用

（1）鲜奶中水分含量高，营养素种类齐全，故非常适宜微生物繁殖，因此必须经消毒后方可饮用，不宜饮用生奶。

（2）鲜奶中的微生物基本不耐热，一般的消毒温度都可杀灭，故家庭在加热消毒鲜奶时，刚刚煮沸即可，不必小火长时间加热，以免营养素损失。

第三节　各类食品的膳食搭配原则

一、居民的膳食结构及存在的问题

我国居民传统膳食以植物性食品为主，动物性食品为辅，粮谷类、薯类、蔬菜的摄入量较高，肉类、奶类、蛋类摄入量比较低，但近年来随着我国社会经济的飞速发展，人民生活水平不断提高，传统的以植物性食品为主的膳食模式正渐渐向欧美等发达国家的动物性膳食模式方向转变，特别是城市居民，由此也带来一系列与营养有关的健康问题，我国目前存在的主要营养问题是：

（一）城市居民膳食结构不尽合理

畜肉类、油脂消费过多，谷类食物消费偏低。调查数据显示，2002 年城市居民油脂消费量由 1992 年的每人每日 37g，增加到 44g，脂肪供能比达到 35%，超过世界卫生组织推荐的 30%。城市居民谷类食物供能比仅为 47%，明显低于 55% ~65% 的合理范围。此外，奶类、豆类制品摄入过低仍是全国普遍存在的问题。

（二）农村儿童身体发育情况不容乐观

农村儿童营养不良发生率仍然比较严重，5 岁以下儿童生长迟缓率和低体重率分别为 17.3% 和 9.3%，贫困地区农村更高达 29.3% 和 14.4%，说明农村儿童在膳食能量和蛋白质的供应方面存在较大问题。

（三）一些营养缺乏性疾病依然存在

我国城乡居民普遍存在铁、维生素 A 等微量营养素缺乏的问题。2002 年全国营养调查显示，我国居民贫血患病率平均为 15.2%，尤以 2 岁以内婴幼儿、60 岁以上老人、育龄妇女为甚；3 ~12 岁儿童维生素 A 缺乏率为 9.3%，其中城市为 3.0%，农村为 11.2%；全国城乡钙摄入量仅为 391mg/d，相当于推荐摄入量的 41%。

二、应采取的措施

（1）加强政府的宏观指导，将国民营养与健康改善工作纳入国家与地方政府的发展规划。

（2）加强对农业生产、食品加工、食品销售流通等领域的科学指导和监管，发挥其在改善营养与提高人民健康水平中的重要作用。

（3）加强公众教育，倡导平衡膳食与健康生活方式，提高居民自我保健意识和能力。

三、各类食品的膳食搭配原则

食物的种类不同，其所含有的营养素就会不同。人体在整个生长发育过程中需要各种各样的营养素，这些营养素必须以合适的比例、数量源源不断的通过消化吸收进入人体，才能满足人体的发育需求。目前，自然界尚没有一种食物可以完全满足机体的需要，必须通过不同种类的食物合理搭配，实现平衡膳食，促进机体健康。食物搭配应该遵循的原则是：

（一）主副食搭配

谷类为主，肉、鱼、禽、蛋、奶、豆类、蔬菜、水果为辅，既继承了我国传统的饮食文化，又考虑了社会经济发展的实际情况。

（二）粗细搭配

细，指的是传统的主食——小麦、大米；粗，一是指除小麦、大米等传统谷类外，适量食用部分粗粮、杂粮，如小米、高粱、玉米、薯类等，丰富餐桌上的膳食品种；二是指大米、小麦加工不宜过细，减少营养素的损失，古语曾说"米面带点糠，常年保健康"，非常有道理。

（三）荤素搭配

动物性食品蛋白质含量高，质量好，赖氨酸数量充足；粮谷类正好相反，两者搭配，可以取长补短，提高食物的蛋白质生物学价值，实现双赢。

 知识链接

著名保健专家洪昭光先生的科学平衡膳食理论："一二三四五"，"红黄绿白黑"。

一：每天一袋牛奶。

二：250～350g碳水化合物。

三：三份高蛋白，一份就是一两瘦肉或者一个大鸡蛋，或者二两豆腐，或者二两鱼虾，或者二两鸡或鸭，或者半两黄豆。

四：四句话，即"有粗有细，不甜不咸，三四五顿，七八分饱"。

五：500g蔬菜和水果。

红：每天1～2个西红柿。

黄：红、黄色的蔬菜，如胡萝卜、西瓜、红薯、老玉米、南瓜、红辣椒等，红黄的蔬菜含胡萝卜素多，防癌、抗氧化。

绿：绿茶，含有茶多酚可以减缓老化。

白：指燕麦粉、燕麦片，含大量膳食纤维，可以降血糖，降胆固醇，降甘油三酯。

黑：黑木耳，可以降低血黏度，改善血液供应。

（四）多品种搭配

在我国居民的传统膳食中，谷类、豆类、薯类、蔬菜、水果、肉、鱼、禽、蛋、奶等食物种类繁多，五彩纷呈，每一种食物都有其各自的特点，只有通过食物的科学搭配，广泛食用，才能满足人体的营养需要，达到合理营养，促进健康的目的。

（五）浓淡适宜

我国地域辽阔，人口众多，各地区居民饮食口味差别较大，酸、甜、辣、咸，各有特点，总的原则应该是浓淡适宜，味不为过，既不要太咸，增加钠的摄入，也不要太油腻，增加超重的危险。

（沙明礼）

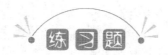

一、A₁ 型题

1. 不同种类的食物搭配食用，可以提高膳食中蛋白质的是（　　）
   A. 蛋白质含量　　　B. 蛋白质消化率　　　C. 蛋白质生物学价值
   D. 必需氨基酸含量

2. 通常来说，橙黄色、紫色等深色蔬菜较浅色蔬菜富含（　　）
   A. 脂肪　　　　　B. 膳食纤维　　　　C. 胡萝卜素　　　D. 碳水化合物

3. 膳食中优质蛋白质主要来源于动物性食品和（　　）
   A. 小麦　　　　　B. 玉米　　　　　　C. 大米　　　　　D. 大豆及制品

4. 谷类中含有的碳水化合物主要存在形式是（　　）
   A. 蔗糖　　　　　B. 葡萄糖　　　　　C. 淀粉　　　　　D. 膳食纤维

5. 谷类食品的第一限制氨基酸是（　　）
   A. 谷氨酸　　　　B. 亮氨酸　　　　　C. 蛋氨酸　　　　D. 赖氨酸

6. 下列食物中富含钙质的是（　　）
   A. 畜禽肉类　　　B. 蛋类　　　　　　C. 谷类　　　　　D. 奶类

7. 某成年男，饮用鲜奶后常出现腹泻、腹痛症状，可建议其食用下列（　　）奶制品
   A. 脱脂奶　　　　B. 婴幼儿配方奶粉　C. 酸奶　　　　　D. 消毒鲜奶

8. 我国居民主要的能量来源是（　　）
   A. 肉类　　　　　B. 奶类　　　　　　C. 谷类　　　　　D. 蛋类

9. 下列食物中，生物学价值最高的食物类别是（　　）
   A. 肉类　　　　　B. 谷类　　　　　　C. 奶类　　　　　D. 蛋类

10. 下列含铁丰富且吸收率较高的食物是（　　）
    A. 牛奶　　　　　B. 小麦粉　　　　　C. 瘦猪肉　　　　D. 大豆

11. 与肉类相比，鱼类的脂肪含量（　　）
    A. 较高，以饱和脂肪酸为主　　　　　　B. 较低，以不饱和脂肪酸为主
    C. 较高，以不饱和脂肪酸为主　　　　　D. 较低，以饱和脂肪酸为主

12. 下列哪个不属于豆类的抗营养因子（　　）
    A. 植物红细胞凝集素　　　　　　　　　B. 蛋白酶抑制剂
    C. 植酸　　　　　　　　　　　　　　　D. 大豆异黄酮

13. 牛奶与蛋类相比，含量差异最大的是（　　）
    A. 蛋白质　　　　　B. 脂肪　　　　　　C. 维生素　　　　　D. 乳糖

14. 下列蔬菜中含胡萝卜素最高的是（　　）
    A. 大白菜　　　　　B. 菠菜　　　　　　C. 莲藕　　　　　　D. 土豆

15. 谷类中含量最多的维生素是（　　）
    A. 维生素 B_1　　　B. 维生素 C　　　　C. 维生素 D　　　　D. 维生素 E

16. 牛奶中碳水化合物的存在形式是（　　）
    A. 乳酸　　　　　　B. 糖原　　　　　　C. 葡萄糖　　　　　D. 乳糖

17. 动物肌肉内碳水化合物的存在形式是（　　）
    A. 乳酸　　　　　　B. 糖原　　　　　　C. 葡萄糖　　　　　D. 乳糖

18. 下列食品中生物学价值最高的是（　　）
    A. 牛肉　　　　　　B. 鸡肉　　　　　　C. 鸡蛋　　　　　　D. 牛奶

19. 蔬菜中妨碍钙铁吸收的物质是（　　）
    A. 植酸　　　　　　B. 维生素 C　　　　C. 纤维素　　　　　D. 蛋白质

20. 下列食品中含胆固醇最高的食物是（　　）
    A. 肥猪肉　　　　　B. 猪脑　　　　　　C. 肝脏　　　　　　D. 牛奶

21. 谷类食物烹调过程中加入食用碱，破坏最多的维生素是（　　）
    A. 维生素 B_1　　　B. 维生素 A　　　　C. 维生素 D　　　　D. 维生素 C

22. 蔬菜水洗过程中损失最多的维生素是（　　）
    A. 胡萝卜素　　　　B. 维生素 D　　　　C. 维生素 B_1　　　D. 维生素 C

23. B 族维生素损失最大的米饭烹调方式是（　　）
    A. 蒸饭　　　　　　B. 捞饭　　　　　　C. 蛋炒饭　　　　　D. 电饭锅煮饭

24. 膳食锌最好的食物来源是（　　）
    A. 畜禽肉类　　　　B. 动物肝脏　　　　C. 贝壳类海产品　　D. 谷类

25. 谷粒胚乳中含量最高的是（　　）
    A. 蛋白质　　　　　B. 脂肪　　　　　　C. 碳水化合物　　　D. 无机盐

26. 大豆制成豆芽后增加的营养素是（　　）
    A. 维生素 A　　　　B. 维生素 C　　　　C. 蛋白质　　　　　D. 脂肪

27. 牛奶蛋白质中相对比例较人奶高的蛋白质是（　　）
    A. 酪蛋白　　　　　B. 乳清蛋白　　　　C. 球蛋白　　　　　D. 白蛋白

28. 鱼汤冷却易形成凝胶的主要成分是（　　）
    A. 脂肪酸　　　　　B. 糖原　　　　　　C. 胶原和黏蛋白　　D. 无机盐

二、填空题

1. 我国食品分类主要有_____、_____、_____三大类。

2. 食品的营养价值主要取决于_____、_____、_____、_____四项。

3. 谷粒的种子由_____、_____、_____、_____四部分组成。

4. 大豆中的抗营养素因子主要有_____、_____、_____、_____、_____。

5. 牛奶的消毒方法主要有_____、_____两种。

6. 牛奶的蛋白质含量为_____，其主要成分是_____。

7. 谷类食物中含量最高的营养素是_____，含量丰富，可以预防脚气病的营养素是_____，含量丰富，易被舍弃，但可以促进粪便排泄的营养素是_____，烹调时加碱极易破坏的营养素是_____。

三、问答题

1. 谷类食品加工烹调时有哪些注意事项？

2. 蔬菜加工烹调要注意哪些问题？

3. 畜禽肉类提供的主要营养素有哪些？

4. 豆类的抗营养因子有哪些？如何处理才能提高其营养价值？

5. 为什么牛奶中的蛋白质含量高于母乳，营养价值反而不如母乳？婴幼儿配方奶粉就是把鲜牛奶干燥后制成粉就可以了吗？为什么？

第三部分

营养与膳食指南

不同生理人群的营养与膳食

要点导航

◎ **知识要点**

1. 理解：婴幼儿营养需要特点及膳食要求；儿童青少年营养中应该注意的问题；中老年合理膳食。

2. 了解：孕妇与乳母的营养与膳食；儿童青少年的生理特点的营养要求、合理膳食。

◎ **技能要点**

能对不同生理状况人群进行营养指导。

第一节　孕妇与乳母的营养

一、孕妇的营养

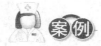 **案例**

某新妈妈，产后4个月，因希望尽快恢复身材，开始节食减肥，请问这样做对吗？会有哪些危害？

妊娠期妇女的生理代谢过程会发生一系列的改变，以适应胎儿生长发育的需要。孕妇还需为分娩和泌乳储存营养物质。孕期营养不良将直接影响孕妇本身的健康和胎儿的正常发育。

【护理应用】

通过学习本章内容，熟悉各个时期的人群营养需要特点，帮助护理工作的开展。

（一）孕期的营养需要

1. 能量　孕期由于胎儿、胎盘以及母亲体重增加和基础代谢率增高等因素的影响，在整个正常怀孕期间需要额外增加部分能量。

2. 宏量营养素

（1）蛋白质：为了满足母体、胎盘和胎儿生长的需要，孕期对蛋白质的需要增加。

（2）脂类：脂类包括脂肪和类脂（胆固醇、磷脂）。在妊娠过程中脂类的生理变化最为明显，从妊娠开始，母体需要储备大量的脂肪。

（3）碳水化合物：葡萄糖为胎儿代谢所必需，多用于胎儿呼吸。自母体得来的葡萄糖与氧被胎盘消耗一半，故孕妇要避免饥饿。

3. 微量营养素

（1）钙：钙是孕期营养中一个十分重要的物质，它是构成胎儿骨骼和牙齿的主要成分。若母体钙摄入不足，则会动用母体的钙贮备；若母体钙贮备耗尽，则动用母体骨钙，以满足胎儿的营养需要。

（2）铁：孕期母体对铁的需要量增加，除胎儿本身造血和构建肌肉组织需要外，肝脏还要贮备一份，供出生后 6 个月内消耗。

（3）锌：锌对胎儿器官的形成及生长发育十分重要，因此孕期，主要在孕中期和孕后期对锌的需要量增加。

（4）碘：碘是合成甲状腺激素所必需的营养素，而甲状腺素可促进蛋白质的合成和胎儿的生长发育。

（5）维生素：母体维生素可经胎盘进入胎儿体内，孕期对各种维生素的需要量增加，因此必须保证充足的食物供给。

（二）孕期的膳食指导

1. 孕妇合理膳食的原则

（1）必须满足孕妇各期能量和营养素的需要。

（2）按照《中国居民膳食指南》原则配制平衡膳食。

（3）膳食要色、香、味俱全及多样化。

（4）配膳要适合季节的变化。

（5）尽可能照顾用膳人的饮食习惯。

（6）合理的烹调食物。

（7）膳食制度合理。

2. 孕妇膳食的食物选择

（1）主食米、面不要过分精白，尽量采用中等加工程度的米面。主食不要太单一，应米面、杂粮、干豆类掺杂食用，粗细搭配。

（2）蔬菜应多选用绿叶蔬菜或其他有色蔬菜。

（3）水果含维生素和矿物质丰富，应注意补充，且不能和蔬菜相互代替。选择当季、当地水果。

（4）动物性食品尽量选择蛋白质含量高，脂肪含量低的品种。

（5）奶类蛋白质主要成分酪蛋白具有足够的必需氨基酸，是一种完全蛋白质。奶中脂肪熔点低，颗粒细小，易于消化吸收；尤其是奶含钙丰富，易吸收，是膳食中钙的良好食物来源，为孕妇供钙更为适宜。

（6）大豆是植物性食物中蛋白质含量最高，质量最佳的食物，且价格低廉。

二、乳母的营养

分娩后数小时至1年左右、凡为婴儿哺乳的妇女均称为乳母。由于要分泌乳汁哺育婴儿，乳母需要的能量及各种营养素较多。乳母的营养状况不仅与其产后身体恢复有关，还将通过乳汁质和量的变化影响婴儿的生长。因此，重视乳母的合理营养，既有利于促进母亲本人的健康，也有利于促进婴儿的健康成长。

（一）乳母的营养需要

1. 能量 乳母除满足自身的能量需要外，还要供给乳汁分泌所需，因此其能量需求较大。衡量乳母摄入能量是否充足，可以泌乳量和母亲体重来判断，一是泌乳量能满足婴儿需要，二是母亲体重较未孕前下降为能量摄入不足，过重则表示能量摄入过多。

2. 宏量营养素

（1）蛋白质：蛋白质的质和量都会影响乳汁的分泌量和蛋白质氨基酸的组成。如果膳食供给的蛋白质生物价值低，则转变成乳汁蛋白质的效率会更低。

（2）脂肪：脂肪是乳儿能量的重要来源，乳儿中枢神经系统的发育及脂溶性维生素的吸收也需要脂肪，故乳母膳食中应有适量的脂肪。

3. 微量营养素

（1）钙：乳汁中钙含量较为稳定，不受乳母膳食中钙水平的影响，但当膳食中钙摄入量不足时，虽然不会影响乳汁的分泌量，但仍可能会动用母体骨钙贮备，以保持乳汁中钙含量的稳定。因此，乳母应多食一些高钙食物，同时还要适当多晒太阳。

知识链接

乳母缺钙的危害

乳母饮食长期缺钙，不仅影响婴儿健康，而且母体因钙摄入不足，必然要动用其骨钙，以维持母体血钙正常的水平，造成乳母骨骼中的钙大量流失而使其体内形成负钙平衡。久而久之，就会出现骨质疏松症的种种表现。

（2）铁：铁不能通过乳腺输送到乳汁，故乳汁中铁的含量极低，不能满足乳儿的需要。同时，乳母本身为防治贫血及促进产后身体恢复，也应多食含铁丰富且吸收率高的食物以及富含维生素C的食物。

（3）维生素：乳母膳食中各种维生素必须相应增加，以维持乳母健康，促进乳汁分泌，保证乳汁中营养成分的稳定，满足乳儿及乳母的营养需要。

4. 水分 乳汁分泌量与摄入的水量密切相关，摄入水分不足时，直接影响泌乳量。乳母除每天喝白开水外，还要多吃流质食物，多喝骨头汤、肉汤、鸡汤、蛋汤、鱼汤等。

（二）乳期的膳食指导

（1）保证供给充足的优质蛋白质。

直通护考

有关产褥期的护理，正确的是（   ）

A. 产后尽早参加体力劳动

B. 产后适宜多取蹲位

C. 测生命体征，每日2次

D. 饮食应富于营养

E. 产妇应适当吃些蔬菜水果

（2）食含钙丰富的食品。

（3）多重视蔬菜和水果。

（4）粗细粮搭配、膳食多样化。

（5）注意烹调方法，以煮或煨为最好，少用油炸。

（6）食量、奶量、运动三者平衡，保证适宜体重。

第二节　婴幼儿营养

　　一项调查显示，部分妈妈添加辅食时不知道除了添加米粉和面食，还需采用蔬菜和水果禽蛋预防和补充即将面临的贫血、缺钙、便秘和维生素缺乏等问题，特别值得注意的是，我国儿童营养不良在农村地区更为严重，5岁以下儿童生长迟缓率和低体重率分别为17.3%和9.3%，贫困农村分别高达29.3%和14.4%。请问婴幼儿每日膳食中应该注意哪些问题？

　　出生1～12个月为婴儿期，包括新生儿期（断脐至生后28天）；1～3岁为幼儿期。由于婴幼儿期的生长极为迅速，对营养素的需要极高，而各器官的发育尚未成熟，对食物的消化吸收能力有限，因此，如何科学喂养确保婴幼儿的生长发育就显得极为重要。

一、婴幼儿生理特点

（1）体重将增至出生时的3倍，身长为出生时的1.5倍。

（2）脑细胞的数目增加，细胞体积也增大。

（3）但婴儿期消化器官尚未发育成熟，胃容量很小，消化功能亦不完善。

二、婴幼儿的营养需要

考点提示

婴幼儿的营养需求特点。

（一）能量

婴幼儿的合成代谢旺盛，能量的需要量相对较高。如果能量摄入长期不足，可使生长迟缓或停滞；而能量摄入过多，超过其正常需要时则可导致肥胖。通常按婴幼儿的生长发育状况可判断能量供给量是否适宜。

（二）蛋白质

蛋白质是组织细胞的基本组成成分，婴幼儿期约有一半左右的膳食蛋白质被用于满足生长的需要。对婴幼儿而言，年龄越小，生长越快，蛋白质需要量相对越高。

（三）脂肪

脂肪是婴幼儿能量和必需脂肪酸的来源，也是脂溶性维生素的载体。

（四）碳水化合物

碳水化合物主要提供能量，有助于婴幼儿的生长发育，但碳水化合物摄入过多而蛋白质不足时，婴儿体重虽增长迅速，外表肥胖，但肌肉松弛，机体的抵抗力差，易受感染。

（五）维生素和矿物质

维生素 A 摄入不足会影响婴幼儿体重的增长。维生素 D 对生长期儿童也极为重要，摄入量应为成人的 2 倍。由于奶类维生素 D 含量不高，婴幼儿可适当补充鱼肝油等维生素 A、维生素 D 制剂，但应注意防止摄入过量。

钙、铁、锌、碘是婴幼儿较容易缺乏的元素，不仅影响婴幼儿的体格发育，还可影响婴幼儿的行为及智能发育。此外，有关婴幼儿限制钠摄入可降低成年后高血压发病率的观点近年来也受到关注。

三、婴幼儿的喂养

（一）母乳喂养

母乳喂养是人类最原始的喂养方法，也是最科学、最有效的喂养方法。世界卫生组织和儿童基金会提出，鼓励、支持、保护、帮助母乳喂养。母乳中营养成分能满足出生后 4~6 个月内婴儿的营养需要，母乳是婴儿最佳的天然食物和饮料，母乳中含有 4~6 个月内的婴儿所需的全部营养素。

（二）人工喂养

因各种原因不能用母乳喂养婴儿时，可采用牛乳、羊乳等动物乳或其他代乳品喂养婴儿，这种非母乳喂养婴儿的方法即为人工喂养。由于不同种动物的乳严格来讲只适合相应种类动物的幼子，并不适宜人类婴儿的生长发育，同时亦不适宜直接喂养婴儿。因此，特别是对 0~4 个月的婴儿，只有在实在无法用母乳喂养时才采用人工喂养。常用的婴儿代乳品主要有：①配方奶粉；②牛乳；③豆制代乳粉。

（三）混合喂养

因各种原因母乳不足或不能按时喂养，在坚持用母乳喂养的同时，用婴儿代乳品喂养以补充母乳的不足。对于 6 个月以下，特别是 0~4 个月的婴儿，这比完全不吃母乳的人工喂养要好。混合喂养时代乳品补充用量应以婴儿吃饱为止，具体用量应根据婴儿体重、母乳缺少的程度而定。

（四）婴儿辅食的添加

适宜时间在通常情况下，4~6个月时应逐步添加辅助食品，但因婴儿个体差异，开始添加辅食并没有一个严格时间规定。

添加辅助食品应遵循以下几个原则：①逐步适应：1种辅食应经过5~7天的适应期，再添加另一种食物，然后逐步扩大添加的辅食的品种。第一个添加的辅食是米粉类，因为大米蛋白质很少过敏。每种新的食物可能尝试多次才会被婴儿接受。②由稀到稠：如刚开始添加米粉时可冲调稀一些，使之更容易吞咽。当婴儿习惯后就可以逐步变稠。③食物量由少到多，质地由细到粗：开始的食物量可能仅1勺，逐渐增多。食物的质地开始要制成泥或汁，以利吞咽；当乳牙萌出后可以适当粗一些和硬一点，以训练婴儿的咀嚼功能。④因人而异：婴儿的生长发育有较大的个体差异，这也决定了婴儿对食物摄入量的差异。

（五）幼儿膳食的基本要求

1. 营养齐全、搭配合理 幼儿膳食应包括上述五类食物。此外应注意在各类食物中，不同的食物轮流使用，使膳食多样化，从而发挥出各类食物营养成分的互补作用，达到均衡营养的目的。

2. 合理加工与烹调 幼儿的食物应单独制作，质地应细、软、碎、烂，避免刺激性强和油腻的食物。食物烹调时还应具有较好的色、香、味、形，并经常更换烹调方法，以刺激小儿胃酸的分泌，促进食欲。加工烹调也应尽量减少营养素的损失。

> **直通护考**
>
> 辅食添加的原则，以下哪项不正确
> （　　　）
> A. 从少到多　　B. 由稠到稀
> C. 从细到粗　　D、由一种到多种
> E. 患病期间不添加新的辅食

3. 合理安排进餐 幼儿的胃容量相对较小，肝储备的糖原不多，加上幼儿活泼好动，容易饥饿，故幼儿每天进餐的次数要相应增加。在1~2岁每天可进餐5~6次，2~3岁时可进餐4~5次，每餐之间隔3~3.5h。

4. 营造幽静、舒适的进餐环境 安静、舒适、秩序良好的进餐环境，可使小儿专心进食。环境嘈杂，尤其是吃饭时看电视，会转移幼儿的注意力。另外，在就餐时或就餐前不应责备或打骂幼儿，发怒时，消化液分泌减少降低食欲。

5. 注意饮食卫生 幼儿抵抗力差，容易感染，因此对幼儿的饮食卫生应特别注意。餐前、便后要洗手；不吃不洁的食物，少吃生冷的食物；瓜果应洗净才吃，动物性食品应彻底煮熟煮透。

> 幼儿膳食要求。

第三节　儿童青少年营养

案例

　　5岁女孩，近一年常诉腹痛，家长以为是蛔虫作怪，服用打虫药无效。在大医院检查后，从胃里取出一团头发，其父母回忆该女孩长期喜欢咬自己的头发。请问喜欢吃自己的头发是什么怪病？

一、学龄前儿童的营养

　　学龄前儿童指的是3～6岁的儿童，这一时期儿童活动能力和范围增加，除了遵循幼儿膳食原则外，食物的份量要增加并逐渐让孩子进食一些粗粮类食物，引导孩子养成良好、卫生的饮食习惯。

　　（一）学龄前儿童生长发育特点

　　（1）与婴儿期比较生长速度相对缓慢，但仍处于生长发育阶段，故单位体重的营养素和能量需要量仍高于成年人。

　　（2）个体间的发育速度差别较大。

　　（3）胃肠道对粗糙食物尚不太适应，肝脏储存糖原的能力不及成年人，对外界有害因素的抵抗力较弱。

　　（二）学龄前儿童的营养需要

　　1. 能量　3～6岁较婴儿期生长减

> **直通护考**
>
> 　　人在生长发育过程中，两个生长高峰分别为（　　）
> 　　A. 胎儿期和新生儿期
> 　　B. 新生儿期和婴儿期
> 　　C. 婴儿期和幼儿期
> 　　D. 幼儿期
> 　　E. 青春期和婴儿期

缓，能量需要相对减少。好动小儿的需要比安静小儿需要可能高3～4倍。

　　2. 宏量营养素

　　（1）蛋白质：学龄前儿童摄入蛋白质的最主要的目的是满足细胞、组织的增长。因此，对蛋白质的质量，尤其是必需氨基酸的种类和数量有一定的要求。

　　（2）脂肪：儿童生长发育所需的能量、免疫功能的维持、脑的发育和神经髓鞘的形成都需要脂肪，尤其是必需脂肪酸。

　　（3）碳水化合物：经幼儿期的逐渐适应，学龄前期儿童的膳食基本完成了从以奶和奶制品为主到以谷类为主的过渡。

　　3. 微量营养素　钙800mg，铁12mg，锌9～12mg，维生素A 400～500μg，其他营养素推荐供给量参见中国营养学会制订的《中国居民膳食营养素参考摄入量》。

　　（三）学龄前儿童的膳食

　　1. 膳食制度　烹调上由软饭逐渐转变成普通米饭、面条及糕点，避免油炸、油腻、质硬或刺激性强的食品，学龄前宜三餐两点式供应食物。

　　2. 培养良好饮食习惯　此期是孩子性格形成的重要时期，形成良好的饮食习惯也可避免挑食、偏食的发生。

3. 膳食烹调　加工烹调仍需注意儿童特点，烹调多用蒸、煮、炖等，软饭逐渐转变成为普通米饭、面条及糕点。肉类食物应加工成肉糜，蔬菜要切碎、煮软。经常变换烹调方法。

4. 正确选择零食　所谓零食是指正餐以外所进的食物和饮料，以补充不足的能量与营养素，应注意正确的选择。如乳制品、鲜鱼虾、肉制品、鸡蛋、豆腐、豆浆、各种新鲜蔬菜、水果、坚果可在间餐补充。而少选油炸食品、糖果、甜点、少喝含糖高的饮料等。

二、学龄儿童与青少年的营养

儿童少年时期是由儿童发育到成年人的过渡时期，可以分为 6 岁到 12 岁的学龄期和 13 岁到 18 岁的少年期或青春期，这个时期正是他们体格和智力发育的关键时期。

（一）学龄儿童与青少年的营养需要

1. 能量　生长发育中儿童少年的能量处于正平衡状态，能量需求较大。

2. 宏量营养素

（1）蛋白质：蛋白质提供的能量应占膳食总能量的 12%～14%。动物性食物蛋白质含量丰富且氨基酸构成好，植物性食物中大豆是优质蛋白质的来源但利用率较低。

（2）脂类：儿童期脂肪适宜摄入量以占总能量的 25%～30% 为宜。少年时期是生长发育的高峰时期，能量的需要也达到了高峰，因此一般不过度限制儿童少年膳食脂肪摄入。

（3）碳水化合物：长期以来，碳水化合物一直是人类膳食中提供能量的主要来源，与蛋白质和脂肪相比，碳水化合物是更容易被机体利用的能量。但应注意避免摄入过多的食用糖，特别是含糖饮料。

3. 微量营养素

（1）钙：青春前期及青春期正值生长突增高峰期，钙的需求量大。奶和奶制品是钙的最好食物来源，其含钙量高，吸收率也高。

（2）铁：铁缺乏除引起贫血外，也可能降低学习能力、免疫和抗感染能力。动物血、肝脏及红肉是铁的良好来源，含铁高，吸收好。

（3）锌：儿童缺锌的临床表现是食欲差，味觉迟钝甚至丧失，严重时引起生长迟缓，性发育不良及免疫功能受损。贝壳类海产品、红色肉类和动物内脏等都是锌的良好来源。

（4）碘：碘缺乏在儿童期和青春期的主要表现为甲状腺肿，尤其是青春期甲状腺肿发病率较高，需特别预防。含碘最高的食物是海产品包括海带、紫菜、海鱼

知识链接

异食癖

这是指婴幼儿在摄食过程中逐渐出现的一种特殊的嗜好，对通常不应取食的异物进行难以控制的咀嚼与吞食。其病因目前还不十分清楚，但临床观察发现，某些缺铁性贫血和锌缺乏小儿部分有嗜食异物表现，当他们的贫血和锌缺乏纠正后，嗜异症状亦随之消失。

等。应坚持食用碘盐，并注意碘盐的保存和烹调方法。

（5）维生素 A：婴幼儿和儿童维生素 A 缺乏的发生率远高于成人。动物肝脏，如羊肝、鸡肝、猪肝含有丰富的维生素 A。

（6）维生素 B_1：精加工谷类的普及，使儿童维生素 B_1 缺乏，已成为目前的营养问题。维生素 B_1 广泛存在于天然食物中，动物内脏如肝、心、肾，肉类、豆类和没有加工的粮谷类。

（7）维生素 B_2：儿童少年紧张的学习生活，使其易发生维生素 B_2 缺乏症。富含维生素 B_2 的食物主要是奶类、蛋类、肝脏，谷类、蔬菜水果含量较少。

（8）维生素 C：新鲜的蔬菜、水果是维生素 C 丰富的食物来源。

（二）儿童青少年营养中应该注意的问题

1. 学龄儿童营养中应该注意的问题

（1）让孩子吃饱和吃好每天的三顿饭，尤其是早餐，食量应相当于全日量的三分之一。

考点提示

儿童青少年营养中应该注意的问题。

（2）少吃零食，饮用清淡饮料，控制食糖摄入。

（3）重视户外活动，少数孩子饮食量大而运动量少，故应调节饮食和重视户外活动以避免发胖。

2. 青少年营养中应该注意的问题

（1）多吃谷类，供给充足的能量。

（2）保证鱼、肉、蛋、奶、豆类和蔬菜的摄入。

（3）参加体力活动，避免盲目节食。

第四节　中老年人营养

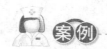

女，59岁，受便秘困扰5年。请问如何预防中老年便秘？

人的衰老从人的成熟开始，只是这个过程随着年龄的增大可能加速。维持和发展人的潜能，实际上应该从壮年以前就开始，中老年是人类生命过程中的一个段落。中老年人的营养需要与青壮年有共同点，也有其特殊性。

一、中老年人的营养需要

1. 能量　老年人由于代谢功能组织减少，基础代谢降低，再加上体力活动减少，故对能量需要降低。

2. 蛋白质　老年人由于肾功能降低，如过多摄入蛋白质，可增加其肾脏负担，故摄入适量优质蛋白质对老年尤为重要。

3. 脂肪　中老年人控制脂肪摄入量非常必要。WHO 建议敏感人群膳食中胆固醇含量应低于每人 200mg/d。

4. 碳水化合物 由于老人肠道蠕动弱，活动减少，容易发生便秘，故摄入多种来源的碳水化合物（比如淀粉、抗性淀粉、非淀粉多糖和低聚糖类等）十分必要。

5. 矿物质 除了钙有增加以外，其余均与 18 岁以上的成人相同或相近。

6. 维生素 除了维生素 D、维生素 B 以外，其余均与 18 岁以上的成人相同或相近。

二、中老年人营养中应注意的问题

（1）食物多样化，搭配合理。
（2）食物宜清淡、易消化。
（3）膳食安排以少食多餐为宜。
（4）增加抗氧化营养素的摄入。

（李 娜）

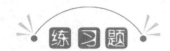

一、A₁ 型题

1. 婴幼儿佝偻病主要是由 （ ） 缺乏引起的
   A. 维生素 A   B. 维生素 C   C. 维生素 D   D. 硫胺素
   E. 维生素 E

2. 母乳喂养可以满足 （ ） 内婴儿的营养需要
   A. 3 个月   B. 4~6 个月   C. 6~7 个月   D. 10 个月
   E. 12 个月

3. 老年人易出现骨质疏松是由于体内 （ ） 含量减少引起的
   A. 铁   B. 硒   C. 钙   D. 锌
   E. 碘

4. 添加辅食的原则不包括 （ ）
   A. 量由少到多   B. 逐步适应   C. 由稀到稠   D. 因人而异
   E. 种类单一

5. 学龄儿童不会出现的营养问题有 （ ）
   A. 缺铁性贫血   B. 维生素 A 缺乏   C. 钠缺乏   D. 肥胖
   E. 锌缺乏

6. 老年人饮食应注意 （ ）
   A. 蛋白适量而质优   B. 控制碳水化合物的摄入，应以蔗糖为主
   C. 植物油可多多摄入   D. 总热能摄入不变
   E. 多吃肉类

7. 婴儿应首先添加的辅食为（　　）

   A. 蛋黄　　　B. 米粉　　　　　C. 蔬菜泥　　　　D. 肉泥

   E. 果汁

二、A₂ 型题

1. 一胎龄 35 周早产儿，冬天出生，现年龄为 1 个月零 2 天。母乳喂养，体重已由出生时 2.0kg 增至 3.0kg 现首先应添加的辅食及其添加目的是（　　）

   A. 米汤，以补充热量　　　　　　　B. 菜汤，以补充矿物质

   C. 米糊，以补充热量　　　　　　　D. 鱼肝油，以补充维生素 A

   E. 鱼肝油，以补充维生素 D

2. 1.5 岁小儿，不喜欢喝牛奶，近 2 月多汗，烦躁，前囟门未闭，方颅，鸡胸，"O" 形腿，血钙低，血磷低，初步考虑为（　　）

   A. 脑瘫　　　B. 佝偻病　　　　C. 肌营养不良　　　D. 自闭症

   E. 软骨营养障碍

要点导航

◎ **知识要点**

　　1. 掌握：营养素的生理需要量、供给量；我国居民膳食参考摄入量；我国居民膳食指南及平衡宝塔。

　　2. 了解：合理营养的卫生要求；膳食结构；我国营养发展纲要；我国饮食习惯的特点社区营养教育与干预。

◎ **技能要点**

　　指导合理膳食，预防疾病，促进健康。

第一节　合理营养的卫生要求

 案例

　　美国埃默里大学收集21675名人员的相关数据资料．调查他们吃煎炸鱼的次数，结果发现，吃煎炸鱼更多的人，患脑卒中的风险也更高。因为煎炸鱼的过程会把天然脂肪酸转化为反式脂肪酸，对人的心血管有很大伤害，增加患脑卒中的风险。请回忆你日常生活中有哪些是不健康的烹调方式？

一、合理营养的概念

　　合理营养（平衡营养）是指每日膳食中各种营养素种类齐全、数量充足、相互之间比例恰当的营养。合理营养是一个综合性概念，它既要求通过膳食调配提供满足人体生理需要的能量和各种营养素，又要考虑合理的膳食制度和烹调方法，以利于各种营养物质的消化、吸收和利用，同时还应避免膳食构成的比例失调、某些营养素摄入过多以及在烹调过程中营养素的损失或有害物质的形成。

二、合理营养的卫生要求

（一）食物必须符合国家食品卫生标准

膳食中各种食物不应有微生物污染及腐败变质；无农药或其他化学物质污染；加入的食品添加剂应符合食品卫生要求。

（二）满足机体所需的能量和各种营养素

膳食中应含有人体需要的热能和一切营养素，各种营养素相互比例要适当。一般每日膳食应包括五大类食物：

1. 谷类、薯类和干豆类　主要供给碳水化合物，其次蛋白质、B 族维生素和膳食纤维，它们是膳食中主要提供热能的食物。

2. 动物性食物　包括肉类、鱼类、蛋、奶类等，主要供给蛋白质、脂肪、矿物质、维生素 A 和 B 族维生素。

3. 大豆及其制品　主要供给蛋白质、脂肪、矿物质、B 族维生素和膳食纤维。

4. 蔬菜、水果　主要供给维生素 C 胡萝卜素、矿物质和膳食纤维。

5. 纯热能食物　如烹调油、食糖、酒类等，主要供给热能。

（三）科学的加工烹调

科学烹调加工可减少营养素的丢失，使食物具有良好的感官性状，能增进食欲，利于食物消化吸收。

（四）合理的膳食制度和进食环境

膳食制度中以定时定量为最重要。每日三餐，两餐间隔 4～5h。三餐膳食数量安排要合理，分配比例为早餐占全天总热能的 25%～30%，午餐 40%，晚餐 30%～35%。

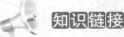

知识链接

食品添加剂

食品添加剂是为改善食品色、香、味等品质，以及为防腐和加工工艺的需要而加入食品中的化合物质或者天然物质。目前我国食品添加剂有 23 个类别，2000 多个品种，包括酸度调节剂、抗结剂、消泡剂、抗氧化剂、漂白剂、膨松剂、着色剂、护色剂、酶制剂、增味剂、营养强化剂、防腐剂、甜味剂、增稠剂、香料等。

第二节　我国营养素需求标准

"只要吃好、喝好身体就会好"，有的妈妈在饮食上倾向于选择肉类或高脂肪食物，以及较为精致、过甜的食物，高纤维的食物却又摄取得太少。目前我国婴幼儿肥胖发生率已超过10%，而研究表明，6个月左右的肥胖儿在成年后的肥胖几率为14%；7岁的肥胖儿为41%，10～13岁的肥胖儿为70%。请思考我们每天各种食物应该吃多少合适？

一、营养素的生理需要量、供给量

（一）营养素的生理需要量

营养素的生理需要量是指保持人体健康，达到应有发育水平和能充分发挥效率地完成各项体力和脑力活动的、人体所需要的热能和各种营养素的必需量。这个标准是营养学家通过长期的膳食调查、营养生理生化实验结果、机体不同生理状况和劳动条件制定的。

考点提示

营养素的生理需要量和供给量的概念。

（二）营养素的供给量

营养素的供给量是指为满足健康人群中几乎全部人的需要，每日需由膳食提供各种营养素的量。是针对特定人群每日必须由膳食提供各类营养素的摄取标准，它是在营养素生理需要量的基础上考虑了人群的个体差异、应激、食物的消化率、烹调损失、食物因素和营养素之间的相互影响、社会、经济条件等因素而制定的适宜数值。因此其高于生理需要量，一般要高两个标准差，即可满足97.5%以上人的需要。但是供给量过高会导致营养过剩的发生，增加人群肥胖发生率。

二、我国居民膳食参考摄入量

（一）膳食营养素参考摄入量（DRIs）

膳食营养素参考摄入量是在每日膳食中营养素供给量基础上发展起来的一组每日平均膳食营养素摄入量的参考值，包括平均需要量（EAI）、推荐摄入量（RNI）、适宜摄入量（AI）、可耐受最高摄入量（UL）。

1. 平均需要量（EAI） 是根据个体需要量的研究资料制订的，指以某些指标判断能满足某一特定性别、年龄及生理状况群体中50%个体需要量的摄入水平。

考点提示

营养素参考摄入量种类。

2. 推荐摄入量（RNI） 指可满足某一特定性别、年龄及生理状况群体中97%～98%个体需要量的摄入水平。相当于传统的每日膳食中营养素供给量。

3. 适宜摄入量（AI） 指对健康人群进行观察或实验研究而得出的具有预防某些疾病功能的摄入水平。

4. 可耐受最高摄入量（UL） 指对某一阶段、性别人群中几乎所有个体的健康都无任何副作用和危险的每日最高摄入量水平，是指每日摄入营养素的最高限量。

直通护考

患者身高160cm，体重75kg，饮食应该选择（　　）

A．低脂低热量、少盐、高维生素

B．低脂高热量、高蛋白质

C．高脂肪高热量、高维生素

D．低脂低热量、低蛋白质、低钾

E．高蛋白、高脂肪、高热量

（二）我国居民膳食参考摄入量

早在1938年，中华医学会特组织营养委员会制订了"中国人民最低营养需要量"，在抗战时期防治军队和大众的营养缺乏状况发挥了重要作用。解放后根据我国居民不同时期的营养状况，分别于 1952 年、1962 年、1976 年、1988 年、2000 年进行了补充和修订。营养素的种类从几个到目前的 34 个，营养素的数值从 1 个 RDA 到目前的 4 个基本需要量（BI）、参考摄入量（RNI）、适宜摄入量（AI）和上限数值（UL）。中国营养学会一直是膳食营养素供给量、膳食参考摄入量标准的组织者、制定者。2011 年开始，中国营养学会组织成立 DRI 修订专家委员会，计划 2012 年底完成中国营养素参考摄入量工作。这对于促进我国营养与食品科学的发展，指导国民合理膳食和提高健康水平，将产生深远的影响。

第三节　我国居民膳食指南与营养政策

2012年9月，董女士意外发现女儿蓉蓉竟出现了例假反应。2012年12月，蓉蓉在父母的陪伴下来到吉林大学白求恩第二医院儿童保健门诊进行检查，医生确诊为"性早熟"。专家表示，2012年该院儿童保健门诊，共诊断了上百例性早熟儿童，这比往年增长了近3倍。而儿童性早熟呈现不断增长的趋势，其中常吃洋快餐是一大诱因。请问洋快餐从食物种类上来说有何不健康？

一、我国居民膳食结构

我国居民传统的膳食以植物性食物为主，谷类、薯类和蔬菜的摄入量较高，肉类的摄入量比较低，豆制品总量不高且随地区而不同，奶类消费在大多地区不多。此种膳食结构的特点为：

1. 高碳水化合物　我国南方居民多以大米为主食，北方居民以小麦粉为主，谷类食物的供能比例占 70% 以上。

2. 高膳食纤维　谷类食物和蔬菜中所含的膳食纤维丰富，因此我国居民膳食纤维的摄入量也很高。这是我国传统膳食最具备优势之一。

3. 低动物脂肪　我国居民传统的膳食中动物性食物的摄入量很少，动物脂肪的供能比例一般在 10% 以下。

当前中国城乡居民的膳食仍然以植物性食物为主，动物性食物为辅。但中国幅员辽阔，各地区、各民族以及城乡之间的膳食构成存在很大差别，富裕地区与贫苦地区差别较大。而且随着社会经济发展，我国居民膳食结构向"富裕型"膳食结构的方向转变。2002 年第四次全国营养调查资料表明，我国居民膳食质量明显提高，城乡居民能量及蛋白质摄入得到基本满足，肉、禽、蛋等动物性食物消费量明显增加，优质蛋白比例上升。与 1992 年相比，农村居民膳食结构趋向合理，优质蛋白质占蛋白质总量的比例从 17% 增加到 31%，脂肪供能比由 19% 增加到 28%，碳水化合物供能比由 70% 下降到 61%。

近年来，随着经济的快速发展，人民的膳食结构发生了较大变化。大多数城市脂肪供能比例已超过 30%，且动物性食物来源脂肪所占的比例偏高。中国城市居民的疾病模式由以急性传染病和寄生虫病居首位转化为以肿瘤和心脑血管疾病为主，膳食结构变化是影响疾病谱的因素之一。已经表明谷类食物的消费量与癌症和心脑血管疾病死亡率之间呈明显的负相关，而动物性食物和油脂的消费量与这些疾病的死亡率呈明显的正相关。

城市居民主要是调整消费比例，减少动物性食物和油脂过量消费，主要应减少猪肉的消费了量，脂肪供热比控制在 20% ~25% 为宜。农村居民的膳食结构已趋向合理，但动物性食物、蔬菜、水果的消费量还偏低，应注意多吃一些上述食物。对于奶类食物的摄入量偏低，应正确引导，充分利用当地资源，使其膳食结构合理化。钙、铁、维生素 A 等微量元素摄入不足是我们当前膳食的主要缺陷，也是我们建议食物消费量时应当重点改善的方面。

综上所述，中国人民的膳食结构应保持以植物性食物为主的传统结构，增加蔬菜、水果、奶类和大豆及其制品的消费。在贫困地区还应努力提高肉、禽、蛋等动物性食品的消费。

二、我国营养发展纲要（2001~2010 年）

（一）食物与营养发展的指导思想和基本原则

适应我国人民生活水平提高和营养改善的要求，为提高中华民族素质、实现中华民族伟大复兴，动员和号召全社会力量，加快我国食物与营养的发展。紧紧围绕食物发展的重点领域、重点地区、重点人群，分类指导，全面推进，建设现代食物生产、加工和市场体系，调整引导我国食物结构向营养、卫生、科学、合理方向发展，经过不懈努力，使我国居民的食物消费与营养整体水平有较大幅度提高。

（二）食物与营养发展的基本原则

坚持食物生产与消费协调发展的原则，适应居民营养改善的需要，建立以农业为基础、以食品工业为龙头的现代食物产业体系；坚持食物资源利用与保护相结合的原则，合理开发利用各种食物资源，实现可持续发展；坚持食物质量与安全卫生管理相结合的原则，加强对食物质量的监测和管理，全面提高食物质量和安全卫生水平；坚持优化结构与预防疾病相结合的原则，调整优化食物与营养结构，预防营养性疾病，提高全民营养和健康水平；坚持继承与创新相结合的原则，发扬中华饮食文化的优良传统，全面提高食物发展的科技水平，走有中国特色的食物与营养发展道路。

（三）食物与营养发展的目标

1. 保障合理的营养素摄入量 人均每日摄入能量为 2300kcal（供给能量为 2600kcal），其中 80% 来自植物性食物，20% 来自动物性食物；蛋白质 77g，其中 30% 来自动物性食物；脂肪 70g，提供的能量占总能量的 25%；钙 580mg，铁 23mg，锌 12mg；维生素 B_1 1.2mg，维生素 B_2 1.4mg，维生素 A 775μg。

2. 保障合理的食物摄入量 人均每年主要食物摄入量为：粮食 155kg，豆类 13kg，蔬菜 147kg，水果 38kg，食用植物油 10kg，食糖 9kg，肉类 28kg，蛋类 15kg，奶类

16kg，水产品 16kg。

3. 保障充足的食物供给 2010 年全国主要食物生产总量的安全保障目标为：粮食 5.7 亿吨，豆类 2300 万吨，蔬菜 3.7 亿吨，水果 7300 万吨，油料 3400 万吨，糖料 1.3 亿吨，肉类 7600 万吨，蛋类 2700 万吨，奶类 2600 万吨，水产品 5000 万吨。

4. 降低营养不良性疾病发病率 5 岁以下儿童低体重发病率降至 5%，生长迟缓发病率降至 15%。孕妇和儿童贫血患病率分别降至 20% 和 15%。4 个月以内婴儿的母乳喂养达到普及，4 个月以上的婴儿，应逐步补充各种辅助食品。

（四）城乡居民食物与营养发展目标

1. 城市居民 人均每日摄入能量 2250kcal，其中 75% 来自植物性食物，25% 来自动物性食物；蛋白质 80g，其中 35% 来自动物性食物；脂肪 80g，提供的能量占总能量的 28%。人均每年主要食物摄入量为：粮食 135kg，豆类 12kg，蔬菜 160kg，水果 52kg，食用植物油 10kg，食糖 10kg，肉类 32kg，蛋类 18kg，奶类 32kg，水产品 22kg。

2. 农村居民 人均每日摄入能量 2320kcal，其中 84% 来自植物性食物，16% 来自动物性食物；蛋白质 75g，其中 27% 来自动物性食物；脂肪 65g，提供的能量占总能量的 24%。人均每年主要食物摄入量为：粮食 165kg，豆类 13kg，蔬菜 140 公斤，水果 30kg，食用植物油 10kg，食糖 8kg，肉类 26kg，蛋类 13kg，奶类 7kg，水产品 13kg。

三、我国居民膳食指南及平衡膳食宝塔

（一）中国居民膳食指南

为了给居民提供最基本、科学的健康膳食信息，卫生部委托中国营养学会组织专家，制订了《中国居民膳食指南（2011）》。该书以先进的科学证据为基础，密切联系我国居民膳食营养的实际，对各年龄段的居民摄取合理营养，避免由不合理的膳食带来疾病具有普遍的指导意义。今后 10～20 年，是中国改善国民营养健康的关键战略时期。希望全社会的广泛参与，大力推广和运用《中国居民膳食指南》，科学改善国民营养健康素质，为全面建设小康社会奠定坚实的人口素质基础。

> **考点提示**
> 居民膳食指南。

1. 一般人群膳食指南 一般人群膳食指南适用于 6 岁以上人群，共有 10 个条目：

（1）食物多样，谷类为主，粗细搭配：人类的食物是多种多样的。各种食物所含的营养成分不完全相同，每种食物都至少可提供一种营养物质。平衡膳食必须由多种食物组成，才能满足人体各种营养需求，达到合理营养、促进健康的目的。

谷类食物是中国传统膳食的主体，是人体能量的主要来源。谷类包括米、面、杂粮，主要提供碳水化合物、蛋白质、膳食纤维及 B 族维生素。坚持谷类为主是为了保持我国膳食的良好传统，避免高能量、高脂肪和低碳水化合物膳食的弊端。人们应保持每天适量的谷类食物摄入，一般成年人每天摄入 250～400g 为宜。另外要注意粗细搭配，经常吃一些粗粮、杂粮和全谷类食物。稻米、小麦不要研磨得太精，以免所含维生素、矿物质和膳食纤维流失。

（2）多吃蔬菜水果和薯类：新鲜蔬菜水果是人类平衡膳食的重要组成部分，也是我国传统膳食重要特点之一。蔬菜水果能量低，是维生素、矿物质、膳食纤维和植物

化学物质的重要来源。薯类含有丰富的淀粉、膳食纤维以及多种维生素和矿物质。富含蔬菜、水果和薯类的膳食对保持身体健康，保持肠道正常功能，提高免疫力，降低患肥胖、糖尿病、高血压等慢性疾病风险具有重要作用。推荐我国成年人每天吃蔬菜300～500g，水果200～400g，并注意增加薯类的摄入。

（3）每天吃奶类、大豆或其制品：奶类营养成分齐全，组成比例适宜，容易消化吸收。奶类除含丰富的优质蛋白质和维生素外，含钙量较高，且利用率也很高，是膳食钙质的极好来源。各年龄人群适当多饮奶有利于骨健康，建议每人每天平均饮奶300ml。饮奶量多或有高血脂和超重肥胖倾向者应选择低脂、脱脂奶。

大豆含丰富的优质蛋白质、必需脂肪酸、多种维生素和膳食纤维，且含有磷脂、低聚糖，以及异黄酮、植物固醇等多种植物化学物质。应适当多吃大豆及其制品，建议每人每天摄入30～50g大豆或相当量的豆制品。

（4）常吃适量的鱼、禽、蛋和瘦肉：鱼、禽、蛋和瘦肉均属于动物性食物，是人类优质蛋白、脂类、脂溶性维生素、B族维生素和矿物质的良好来源，是平衡膳食的重要组成部分。瘦畜肉铁含量高且利用率好。鱼类脂肪含量一般较低，且含有较多的多不饱和脂肪酸；禽类脂肪含量也较低，且不饱和脂肪酸含量较高；蛋类富含优质蛋白质，各种营养成分比较齐全，是很经济的优质蛋白质来源。

目前我国部分城市居民食用动物性食物较多，尤其是食入的猪肉过多。应适当多吃鱼、禽肉，减少猪肉摄入。相当一部分城市和多数农村居民平均吃动物性食物的量还不够，还应适当增加。动物性食物一般都含有一定量的饱和脂肪和胆固醇，摄入过多可能增加患心血管病的危险性。

（5）减少烹调油用量，吃清淡少盐膳食：脂肪是人体能量的重要来源之一，并可提供必需脂肪酸，有利于脂溶性维生素的消化吸收，但是脂肪摄入过多是引起肥胖、高血脂、动脉粥样硬化等多种慢性疾病的危险因素之一。膳食盐的摄入量过高与高血压的患病率密切相关。食用油和食盐摄入过多是我国城乡居民共同存在的营养问题。为此，建议我国居民应养成吃清淡少盐膳食的习惯，即膳食不要太油腻，不要太咸，不要摄食过多的动物性食物和油炸、烟熏、腌制食物。

（6）食不过量，天天运动，保持健康体重：进食量和运动是保持健康体重的两个主要因素，食物提供人体能量，运动消耗能量。如果进食量过大而运动量不足，多余的能量就会在体内以脂肪的形式积存下来，增加体重，造成超重或肥胖；相反若食量不足，可由于能量不足引起体重过低或消瘦。正常生理状态下，食欲可以有效控制进食量，不过有些人食欲调节不敏感，满足食欲的进食量常常超过实际需要。食不过量对他们意味着少吃几口，不要每顿饭都吃到十成饱。由于生活方式的改变，人们的身体活动减少，目前我国大多数成年人体力活动不足或缺乏体育锻炼，应改变久坐少动的不良生活方式，养成天天运动的习惯，坚持每天多做一些消耗能量的活动。

（7）三餐分配要合理，零食要适当：合理安排一日三餐的时间及食量，进餐定时定量。可根据职业、劳动强度和生活习惯进行适当调整。一般情况下，早餐安排在6：30～8：30，午餐在11：30～13：30，晚餐在18：00～20：00进行为宜。要天天吃早餐并保证其营养充足，午餐要吃好，晚餐要适量。不暴饮暴食，不经常在外就餐，尽可能与家人共同进餐,并营造轻松愉快的就餐氛围。零食作为一日三餐之外的营养补充,可以合理选用,但来自零食的能量应计入全天能量摄入之中。

(8)每天足量饮水,合理选择饮料:水是膳食的重要组成部分,是一切生命必需的物质,在生命活动中发挥着重要功能。体内水的来源有饮水、食物中含的水和体内代谢产生的水。水的排出主要通过肾脏,以尿液的形式排出,其次是经肺呼出、经皮肤和随粪便排出。进入体内的水和排出来的水基本相等,处于动态平衡。饮水不足或过多都会对人体健康带来危害。饮水应少量多次,要主动,不要感到口渴时再喝水。饮水最好选择白开水。

(9)如饮酒应限量:在节假日、喜庆和交际的场合,人们饮酒是一种习俗。高度酒含能量高,白酒基本上是纯能量食物,不含其他营养素。无节制的饮酒,会使食欲下降,食物摄入量减少,以致发生多种营养素缺乏、急慢性酒精中毒、酒精性脂肪肝,严重时还会造成酒精性肝硬化。过量饮酒还会增加患高血压、脑卒中等疾病的危险;并可导致事故及暴力的增加,对个人健康和社会安定都是有害的,应该严禁酗酒。另外饮酒还会增加患某些癌症的危险。若饮酒尽可能饮用低度酒,并控制在适当的限量以下,建议成年男性一天饮用酒的酒精量不超过25g,成年女性一天饮用酒的酒精量不超过15g。孕妇和儿童青少年应忌酒。

(10)吃新鲜卫生的食物:食物放置时间过长就会引起变质,可能产生对人体有毒有害的物质。另外,食物中还可能含有或混入各种有害因素,如致病微生物、寄生虫和有毒化学物等。吃新鲜卫生的食物是防止食源性疾病、实现食品安全的根本措施。正确采购食物是保证食物新鲜卫生的第一关。烟熏食品及有些加色食品可能含有苯并芘或亚硝酸盐等有害成分,不宜多吃。食物合理储藏可以保持新鲜,避免受到污染。高温加热能杀灭食物中大部分微生物,延长保存时间;冷藏温度常为4℃~8℃,只适于短期贮藏;而冻藏温度低达−12℃~−23℃,可保持食物新鲜,适于长期贮藏。烹调加工过程是保证食物卫生安全的一个重要环节。需要注意保持良好的个人卫生以及食物加工环境和用具的洁净,避免食物烹调时的交叉污染。食物腌制要注意加足食盐,避免高温环境。有一些动物或植物性食物含有天然毒素,为了避免误食中毒,一方面需要学会鉴别这些食物,另一方面应了解对不同食物去除毒素的具体方法。

2. 特定人群膳食指南 特定人群包括孕妇、乳母、婴幼儿、学龄前儿童、青少年以及老年人,根据这些人群的生理特点和营养需要特制定了相应的膳食指南,以期更好地指导孕期和哺乳期妇女的膳食,婴幼儿合理喂养和辅助食品的科学添加,学龄前儿童和青少年在身体快速增长时期的饮食,以及适应老年人生理和营养需要变化的膳食安排,达到提高健康水平和生命质量的目的。

(1)孕期妇女和哺乳期妇女膳食指南

①孕前期妇女膳食指南

—多摄入富含叶酸的食物或补充叶酸;

—常吃含铁丰富的食物;

—保证摄入加碘食盐,适当增加海产品的摄入;

—戒烟、禁酒。

②孕早期妇女膳食指南

—膳食清淡、适口；

—少食多餐；

—保证摄入足量富含碳水化合物的食物；

—多摄入富含叶酸的食物并补充叶酸；

—戒烟、禁酒。

③孕中、末期妇女膳食指南

—适当增加鱼、禽、蛋、瘦肉、海产品的摄入量，孕晚期妇女每日能量供给比非孕妇增加200kcal；

—适当增加奶类的摄入；

—常吃含铁丰富的食物；

—适量身体活动，维持体重的适宜增长；

—禁烟戒酒，少吃刺激性食物。

④哺乳期妇女膳食指南

—增加鱼、禽、蛋、瘦肉及海产品摄入；

—适当增饮奶类，多喝汤水；

—产褥期食物多样，不过量；

—忌烟酒，避免喝浓茶和咖啡；

—科学活动和锻炼，保持健康体重。

（2）婴幼儿及青少年膳食指南

① 0~6月龄婴儿喂养指南

—纯母乳喂养；

—产后尽早开奶，初乳营养最好；

—尽早抱婴儿到户外活动或适当补充维生素D；

—给新生儿和1~6月龄婴儿及时补充适量维生素K；

—不能用纯母乳喂养时，宜首选婴儿配方食品喂养；

—定期监测生长发育状况。

②中国儿童青少年膳食指南

—三餐定时定量，保证吃好早餐，避免盲目节食；

—吃富含铁和维生素C的食物；

—每天进行充足的户外运动；

—不抽烟、不饮酒。

（3）老年人膳食指南

①食物要粗细搭配、松软、易于消化吸收。

②合理安排饮食，提高生活质量。

③重视预防营养不良和贫血。

④多做户外活动，维持健康体重。

（二）中国居民平衡膳食宝塔

中国居民平衡膳食宝塔是根据中国居民膳食指南结合中国居民的膳食结构特点设

> **直通护考**
>
> 某男性，62岁，肥胖，目前血压21.3/12.7kPa（160/95mmHg），下列健康教育内容哪项错误（　　）
> A. 保持情绪稳定
> B. 适量运动
> C. 高热量，高糖饮食
> D. 戒烟
> E. 控制高血压

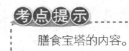

> **考点提示**
> 膳食宝塔的内容。

计的，它把平衡膳食的原则转化成各类食物的重量，并以直观的宝塔形式表现出来，便于群众理解和在日常生活中实行（图 4 – 1）。

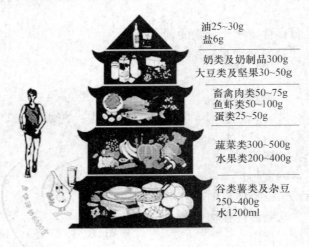

油25~30g
盐6g

奶类及奶制品300g
大豆类及坚果30~50g

畜禽肉类50~75g
鱼虾类50~100g
蛋类25~50g

蔬菜类300~500g
水果类200~400g

谷类薯类及杂豆
250~400g
水1200ml

图 4 – 1 中国居民平衡膳食宝塔

2007 年中国制定了《中国平衡膳食指南》，明确指出什么叫平衡膳食，而且以"平衡膳食宝塔"的形式显示出来，它从塔基引导粮食类的消费、谷类的消费，250 ~ 300g 之间，也可以到400g。

食物的消费指的是五谷杂粮，特别提出要多吃杂粮类。针对目前的居民消费情况，居民吃得精米、白面越来越多，《指南》提出吃得要粗一些、杂一些，吃一些玉米面、小米、高粱米等等杂粮，这样增加膳食纤维以及 B 族维生素的摄入量。

宝塔倒数第二层是蔬菜水果类。蔬菜是 300 ~ 500 克，而且强调蔬菜的多样化，有色蔬菜要占一半以上，水果 200 ~ 400g。水果和蔬菜这两类东西是不能替换的，蔬菜含的维生素比较多，水果里面含的植物化合物比较多，比如多糖、抗氧化物质等等。这两层是膳食当中的主要两大类食物。

倒数第三层是动物性食物。畜肉类 50 ~ 75g，鱼类 100g 等。

倒数第四层是多喝奶类，多吃豆制品，鲜奶至少 300ml。约 50g 豆子的豆制品，比如说二两豆腐、150g 豆制品，或者是 800ml 的豆浆等等也能提供人体必需的钙。

塔尖，倒数第五层包括油和盐。中国人盐吃的比较多，通过全国营养调查，从南到北 12 ~ 15g 不等，平均起来是 4g 左右。这样的盐，按照世界卫生组织规定的标准来说超了一倍。世界卫生组织规定 6g，我们超了 1 倍还要多，所以控盐是中国膳食中值得注意的事情。

综上所述，宝塔的五层显示了整个平衡膳食的结构，中国居民应以此为依据安排一日三餐。

第四节 我国饮食习惯的特点

 案例

不少人认为西餐比中餐高级，有情调。你知道中餐和西餐谁更健康吗？

一、我国饮食习惯的特点

（一）植物性食料为主

主食是五谷，辅食是蔬菜，外加少量肉食。形成这一习俗的主要原因是中原地区以农业生产为主要的经济生产方式。但在不同阶层中，食物的配置比例不尽相同。因此古代有称在位者为"肉食者"。

（二）热食、熟食为主

这和中国文明开化较早和烹调技术的发达有关。古人认为："水居者腥，肉臊，草食即膻。"热食、熟食可以"灭腥去臊除膻"（《吕氏春秋·本味》）。中国人的饮食历来以食谱广泛、烹调技术的精致而闻名于世。史书载，南北朝时，梁武帝萧衍的厨师，一个瓜能变出十种式样，一个菜能做出几十种味道，烹调技术的高超，令人惊叹。

（三）饮食观念上注重"味"

中国人对饮食追求的是一种难以言传的"意境"，即使用人们通常所说的"色、香、味、形、器"来把这种"境界"具体化。

（四）饮食方式上采用聚食制

聚食制的起源很早，从许多地下文化遗存的发掘中可见，古代炊间和聚食的地方是统一的，炊间在住宅的中央，上有天窗出烟，下有篝火，在火上做炊，就食者围火聚食。这种聚食古俗，一直传至后世。聚食制的长期流传，是中国重视血缘亲属关系和家族家庭观念在饮食方式上的反映。在中国，任何一个宴席，不管是什么目的，都只会有一种形式，就是大家团团围坐，共享一席，这种饮食方式有明显的不足之处，但它符合我们民族"大团圆"的普遍心态，有利于集体的情感交流，因而至今难以改革。

二、我国饮食习惯的优点

（1）中国人每天进食的新鲜蔬菜要比美国人多得多，而美国人虽每天摄入大量蛋白质，但肠胃功能却因进食纤维素太少而受到影响，因此消化系统的患病率及患癌率均大大超过中国。

（2）中国人喜食粗粮，而美国人偏爱精白粉等细粮。实际上，粗粮所含营养物质要比细粮多。

（3）中国人爱吃植物油，而美国人做菜喜用含胆固醇较高的动物油，此外，每人还摄入大量黄油。怪不得美国人心血管发病率特别高。

（4）中国城乡居民都喜食豆浆、豆腐、豆芽等豆制品，而美国人对此却往往"敬而远之"。

（5）中国人饭后、迎客都沏一杯热茶，喝茶能降低血中胆固醇含量；相反，美国人喜喝的咖啡，却有可能提高血脂并刺激心脏。

（6）餐毕，中国人爱吃点瓜果，而美国人往往再加一份甜食。瓜果自然要比甜食更利健康。

（7）中国人大部分家庭习惯于每天买新鲜食品，而美国人喜从超级市场一次性大量购回，然后每天食用冷冻食品。美国人食用的罐头食品（含种种不利健康的化学添加剂）及腌腊食品（含有多种可能致癌的物质）分别为中国人的15倍和6倍。

（8）中国菜名多富吉利色彩，席间互说祝福话，餐毕往往心情愉快、心情放松。

（9）中国人用筷时需动用数十条肌肉和10余个关节，因而称之为"健身活动"并不夸张。

（10）中国人用餐时爱加醋、姜、蒜、葱、辣椒等佐料，能起杀菌、消脂、增进食欲、帮助消化等作用。

三、我国饮食习惯的缺陷

（1）中国人大多吃得过咸。据统计，全国人均吃盐量为每天10g以上，其中以东北人最高，达18g。而世界卫生组织建议应把食盐控制在每日5g以下。吃得过咸会明显增加高血压、胃癌等病的发病率。

（2）中国人吃味精过多，增加了人体对钠的摄入量，而钠元素对人体有害。

（3）中国人的吃饭方式多为集体进餐，又喜欢相互夹菜，这增加了疾病的传染概率。

（4）中国人喜欢吃动物内脏。动物内脏中含有较多的胆固醇，而胆固醇是诱发与加重动脉粥样硬化的重要因素。

（5）中国人烹调多采用煎、炒、烹、炸等方法，喜欢吃炒菜和油炸食品，这增加了患癌症的机会。

（6）中国人喜欢吃含脂肪较高的红肉（猪、牛、羊肉），吃白肉（鱼和鸡等）的比例较小。近年来中国人吃白肉的比例在逐年增加，这是好现象。

（7）中国有很多地区的人喜欢吃咸鱼、咸肉、咸菜等腌制食品，这不仅增加了盐的摄入量，且由于腌制食品中含有较多的亚硝酸盐，还增加了患癌症的机会。

（8）中国人喜欢吃各种卤肉。但制作卤肉时加入的肉桂、八角（大料）、茴香、丁香、花椒等香料不但性温燥，容易让人上火，而且由于其中含有一定量的黄樟素，有一定的诱变性和毒性，容易致癌。所以，患有感冒、发烧、炎性疾病和慢性肝病者应少食卤肉。

（9）中国人喜欢大摆宴席请客。人们习惯于在宴席上饮大量白酒，或暴饮暴食，或烟酒同时来，有些地区还有布菜的不良习俗。这些习惯不但造成浪费，而且对身体健康极为不利，容易诱发多种疾病。

第五节 社区营养教育与干预

一、社区营养教育

(一) 社区营养教育的概念

社区营养教育是以改善社区居民营养状况为目标，通过营养科学的信息交流，帮助个体和群体获得食物与营养知识、形成科学合理饮食习惯的教育活动和过程，是健康教育的重要组成部分。

(二) 社区营养教育的目的

提高各类社区人群对营养与健康的认识，消除或减少不利于健康的膳食营养因素，改善营养状况，预防营养性疾病的发生，提高人们的健康水平和生活质量。按照现代健康教育的观点，营养教育并非仅仅传播营养知识，还应为个体、群体和社会改变膳食行为提供必需的营养知识、操作技能和服务能力。

(三) 教育对象和教育工作者

(1) 社区营养教育的主要对象是社区居民。

(2) 营养教育工作者需要具备的知识和能力有。

①掌握营养与食品卫生学、食品学、预防医学、卫生经济学等方面的专业理论知识。

②了解社会、经济、有关政策以及文化因素对膳食营养状况的影响。

③具有社会心理学、认知、教育以及行为科学的基础。

④具有传播营养知识的能力。

⑤有一定现场组织协调和研究能力。

(四) 社区营养教育的主要工作领域

(1) 有计划地对餐饮业、农业、轻工等部门的有关人员进行营养知识培训。

(2) 将营养知识纳入中小学的教育内容，从幼年开始培养良好的饮食习惯。

(3) 将营养工作内容纳入到初级卫生保健服务体系，提高初级卫生保健人员及其服务居民的营养知识。

(4) 利用各种宣传媒介，广泛开展群众性营养宣传活动，纠正不良饮食习惯等。

(五) 社区营养教育的实施步骤

(1) 了解教育对象。

(2) 制定营养教育计划。

(3) 确定营养教育途径和资料 宣传途径包括个体传播、面对面交流、讲课、大众传播等。宣传方式包括小册子、幻灯、录像带、讲课等。

(4) 教育前期准备。

(5) 实施营养教育计划。

(6) 教育效果评价 近期效果即目标人群的知识、态度、信息、服务的变化。中期效果主要指行为和相关危险因素的变化。远期效果指人们营养健康状况和生活质量的变化。

（六）社区营养教育的相关理论

1. 健康传播理论

（1）特点：社会性、普遍性、互动性、共享性、符号性和目的性。

（2）构成：一个传播过程由传播者、受传者、信息、传播媒介和反馈等五个要素构成。

常用的手段仍然是人际传播和群体传播。

健康传播活动或项目：国际上以信息传播为主要干预手段的健康教育及作为采用综合策略的健康促进项目的一个部分而开展的传播活动，被称为健康传播活动或项目。

营养信息传播是健康传播的一个组成部分，是通过各种渠道，运用各种传播媒介和方法，为维护、改善个人和群体的营养状况与促进而制作、传递、分散和分享营养信息的过程。

2. 行为改变理论

（1）知信行理论模式——该理论模式认为行为的改变有三个关键步骤：接受知识、确立信念和改变行为。

（2）健康信念模式——在这种模式中，是否采纳有利于健康的行为与下列 5 个因素有关：感知疾病的威胁，感知健康行为的益处和障碍，自我效能，社会人口学因素和提示因素。

二、社区营养干预

随着我国卫生系统改革速度的加快，服务体系改革的重点是保证居民的基层医疗保健，提高公众健康的有效性，降低医疗费用。为适应改革的要求，公共营养师必须迎合和满足民众和社会发展的需要，通过社区营养干预给予居民更好的健康照顾。

（一）概念

所谓社区营养干预就是对社区居民营养上存在的问题进行相应改进的对策。干预内容包括目标人群的营养评估、营养健康宣教、社区餐饮和单位食堂营养健康管理、健康生活方式测评和宣教等多个方面。

（二）步骤

（1）社区诊断。

（2）制定目标。

（3）确定目标人群。

（4）营养干预计划和选择。

（三）基本原则

（1）考虑营养问题的重要程度。

（2）考虑对解决营养问题的作用大小。

（3）考虑实施干预的难易程度、参与性和成本效益以及对干预措施评估的难易程度和可持续发展等。

（李　娜）

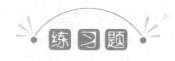

一、A₁ 型题

1. 中国成年女性钙适宜摄入量为每人每天（　　）
   A. 500mg　　　　B. 800mg　　　　C. 1000mg　　　　D. 1200mg
   E. 1500mg

2. 中国居民平衡膳食宝塔建议，成人每天奶类及奶制品摄入量应达到（　　）
   A. 100g　　　　B. 300g　　　　C. 500g　　　　D. 1000g
   E. 1500mg

3. 为了预防慢性病，建议成人膳食中脂肪供能比不超过（　　）
   A. 20%　　　　B. 30%　　　　C. 40%　　　　D. 50%
   E. 60%

4. 中国居民平衡膳食宝塔共有（　　）
   A. 3 层　　　　B. 4 层　　　　C. 5 层　　　　D. 6 层
   E. 7 层

5. 通常认为，与高血压发病关系最密切的无机盐是（　　）
   A. 钙　　　　B. 镁　　　　C. 铁　　　　D. 钠
   E. 锌

6. 营养素的需要量是指（　　）
   A. 维持正常生理功能所需要的营养素的量
   B. 指仅能维持生理平衡或不致发生缺乏病的量
   C. 指能维持健康，促进生长，保证最高劳动能力，使机体协调发展，并能最大限度利用营养素的量
   D. 考虑了人群的安全率、饮食习惯、食物生产、社会条件及经济条件等因素而制定的适宜数值
   E. 指实际摄入的量

二、A₂ 型题

1. 某出租车司机，49 岁，165cm，175kg，今日头晕来医院就诊，除下列哪项以外，均为不健康的习惯是（　　）
   A. 久坐　　　　B. 爱吃肥肉　　　　C. 不吃水果　　　　D. 爱吃粗粮
   E. 常喝啤酒

2. 某女，家庭贫困，常去菜场捡烂菜叶回家吃，某日午饭后，感呼吸困难，口唇青紫，诊断为急性亚硝酸盐中毒，导致中毒是因为吃了（　　　）

A. 饮食缺乏营养　B. 菜叶被农药污染　C. 菜叶不新鲜　D. 生熟未分开

E. 烹调方式不当

营养调查及评价

要点导航

◎**知识要点**

1. 掌握：营养调查与评价的定义；营养调查的内容。

2. 熟悉：营养调查的方法；膳食调查结果的评价。

3. 了解：营养调查与评价的目的和意义；营养调查中常用的体格检查指标。

◎**技能要点**

1. 协助开展初步的膳食调查。

2. 能对膳食调查结果进行评价和建议。

第一节　营养调查与评价的目的与意义

一、营养调查与评价的定义

营养调查（Nutritional survey）是运用科学手段来了解某一人群或个体的膳食和营养水平，以判断其膳食营养摄入是否合理和营养状况是否良好。

营养评价（Nutritional assessment）是根据营养调查的结果，对被调查者的营养状况进行综合分析和评价。

二、营养调查与评价的目的与意义

膳食调查的目的是为了了解不同地区、不同生活条件下某人群或某个人的饮食习惯以及膳食存在的主要问题；在一定时间内，调查群体或个体通过膳食所摄取的能量和营养素的数量以及质量；根据食物成分表计算出每人每日各种营养素的平均摄入量和借此来评定正常营养需要得到满足的程度。

（1）了解不同人群的膳食结构和营养状况。

（2）了解与食物不足和过度消费有关的营养问题。

（3）发现与膳食、营养素有关的营养问题。

（4）评价居民膳食结构和营养状况的发展，并预测发展趋势；为制定政策法规及社会发展规划提供科学依据。

（5）为某些与营养有关的综合性或专题性研究课题提供基础资料。

我国于1959年、1982年和1992年分别进行了三次全国性的营养调查；2002年进行了第四次全国性的营养调查，同时与肥胖、高血压、糖尿病等慢性疾病调查一起进行，名为"中国居民营养与健康状况调查"。

第二节　营养调查的内容

营养调查工作中包括的四个重要方面：膳食调查、体格检查、营养缺乏病的临床检查、营养状况实验室检测。

一、膳食调查

通过调查了解不同人群或个体在一定时间内所摄入的各种食物种类和数量、热能和各种营养素总量和比例、饮食习惯以及烹调等，为改进食物结构、合理安排膳食、合理营养提供科学依据。

膳食调查是营养调查的一个基本组成部分，它本身又是相对独立的内容。

二、体格检查

体格检查包括营养缺乏病体征的检查和人体测量。

营养缺乏病体征的检查：营养不良或营养缺乏病的体征很多，但往往没有特异性的体征，很难根据体征进行诊断与鉴别诊断。

（一）体格检查常用指标及测量方法

1. 身高（身长）　身长的测量：3岁以下的儿童要量身长。

（1）使用器材：卧式量板（或量床）。该足板必须与顶板平行，与底板垂直，在底板中线两侧要嵌有两条与长边平行的量尺，其刻度可读至0.1cm。

（2）测定步骤

①将量板放在平坦的地面或桌面。

②让母亲脱去小儿鞋帽和厚衣库，使其仰卧于量板中线上。

③助手固定小儿头部使其接触头板。此时小儿面向上，两耳在一水平上，两侧耳廓上缘与眼眶下缘的连线与量板垂直。

④测量者位于小儿右侧，在确定小儿平卧与板中线后，将左手置于小儿膝部，使其固定，用右手滑动滑板，使之紧贴小儿足跟，然后读取数据至小数点后一位。

知识链接

◟ 营养监测 ◞

是指长期动态监测人群的营养状况，同时收集影响人群营养状况的有关社会经济方面的资料，探讨从政策上、社会措施上改善营养状况和条件的途径。定义是："对营养进行监护，以便做出改善居民营养的决定"[联合国粮农组织（FAO）、联合国儿童基金会（UNICEF）及世界卫生组织（WHO）]。

（0.1 cm）。

成人身高的测量

（1）使用器材：身高坐高计。

（2）测试方法

①被测人员的姿势：上肢自然下垂，足跟并拢，足尖分开60度，足跟、骶骨部及两肩间区与立柱相接触（三点靠立柱），躯干自然挺直，头部正直，耳屏上缘与眼眶下缘呈水平位（两点呈水平）。

②测试人员的要求：测试人员站在受试者右侧，将水平压板轻轻沿立柱下滑，轻压于受试者头顶。

③读数要求：测试人员读数时双眼应与压板片面等高读数，以厘米（cm）为单位，精确到小数点后一位（0.1 cm）。

（3）注意事项

① 设备摆放：身高坐高计应选择平坦靠墙的地方放置，立柱的刻度尺应面向光源。

② 设备校正：测试人员每天测试前检查身高坐高计，进行校正。

③测量姿势：严格掌握"三点靠立柱"、"两点呈水平"的测量姿势要求。

2. 体重

（1）使用器材：杠杆秤。

（2）测试方法

①设备摆放：测试时，杠杆秤应放在平坦地面上。

②设备校正：调整零点至刻度尺呈水平位。

③被测人员的要求：受试者身着短裤短袖衫，站立秤台中央。

④测试人员的要求：测试人员放置适当砝码并移动游码至刻度尺平衡。

⑤读数要求：读数以kg为单位，精确到小数点后一位（0.1 kg）。记录员复诵后将读数填入方格内。测试误差不超过0.1 kg。

（3）注意事项

①器材检查：每天使用时，要观察杠杆秤是否有螺丝松动，并及时拧紧。

②器材校正：每天使用前均需校正杠杆秤。测试人员每次读数前应校对砝码重量避免差错。

③被测人员的站位要求：受试者站在秤台中央，上、下杠杆秤动作要轻。

④被测人员的测前要求：测量体重前受试者不得进行体育活动和体力劳动。

3. 上臂围 利用上臂紧张围与上臂松弛围二者之差，表示肌肉的发育状况。一般此值越大说明肌肉发育状况越好，反之说明脂肪发育状况良好。

使用器材：无伸缩性材料制成的卷尺。

（1）上臂紧张围：上臂紧张围指上臂肱二头肌最大限度收缩时的围度。

测量方法：被测者上臂斜平举约45°，手掌向上握拳并用力屈肘；测量者站于其侧面或对面，将卷尺在上臂肱二头肌最粗处绕一周进行测量。

注意事项：

① 测量时被测者要使肌肉充分收缩，卷尺的松紧度要适宜。

② 测量误差不超过 0.5cm。

（2）上臂松弛围：上臂松弛围指上臂肱二头肌最大限度松弛时的围度。

测量方法：在测量上臂紧张围后，将卷尺保持原来的位置不动，令被测者将上臂缓慢伸直，将卷尺在上臂肱二头肌最粗处绕一周进行测量。

注意事项：

① 测量上臂松弛围时，要注意由紧张变换为放松时，勿使卷尺移位。

② 测量误差不超过 0.5cm。

4. 头围　（1）测量对象：对 3 岁以下儿童测量头围。

（2）使用器材：无伸缩性材料制成的卷尺。

（3）测量方法

①测量人员位置：测量者立于被测者的前方或右方。

②测量的定位：测量者用拇指将软尺零点固定于头部右侧齐眉弓上缘处，软尺从头部右侧经过枕骨粗隆最高处回到零点。

③读数精确度要求：头围测量以厘米为单位，精确到 0.1cm。

④其他要求：测量时软尺应紧贴皮肤，左右对称，长发者应将头发在软尺经过处向上下分开。

5. 皮褶厚度　是衡量个体营养状况和肥胖程度较好的指标。

测定部位有上臂肱三头肌部、肩胛下角部、腹部等，可分别代表个体肢体、躯干、腰腹等部位的皮下脂肪堆积情况，对判断肥胖和营养不良有重要价值。

使用仪器：皮褶厚度计。

（1）肱三头肌皮褶厚度（表 5-1）

测试方法：

① 受试者自然站立，被测部位充分裸露。

② 测试人员找到肩峰、尺骨鹰嘴（肘部骨性突起）部位，并用油笔标记出右臂后面从肩峰到尺骨鹰嘴连线中点处。

③ 用左手拇指和示指、中指将右拇指松开皮褶计卡钳钳柄，使钳尖部充分夹住皮褶；在皮褶计指针快速回落后立即读数。

④要连续测量 3 次，记录以毫米（mm）为单位，精确到 0.1mm。

注意事项：

① 受试者自然站立，肌肉不要紧张，体重平均落在两腿上。

② 把皮肤与皮下组织一起夹提住。

③ 测试者每天工作开始前，及时从仪器箱中取走皮褶厚度测量计；每天工作完成后，装入皮褶厚度计盒中，并放入仪器箱中保存。

成人正常参考值：男：8.3mm；女：15.3mm。

表5-1　肱三头肌皮褶厚度结果的判定

实测值：标准值	结论
>90%	正常
80%~90%	轻度热能营养不良
60%~80%	中度热能营养不良
<60%	重度热能营养不良

（2）肩胛下角皮褶厚度（表5-2）

测试方法：

① 受试者自然站立，被测部位充分裸露。

② 测试人员用油笔标记出右肩胛下角位置。

③ 在右肩胛下角下方1cm处，顺皮褶方向（即皮褶走向与脊柱成45°），用左手拇指和示指、中指将被测部位皮肤和皮下组织夹提起来。

正常参考值：男：10~40mm；女：20~50mm。

表5-2　肩胛下角皮褶厚度测定结果的判定

实测值	结论
男：>40 mm　女：>50 mm	肥胖
男：<10 mm　女：<20 mm	消瘦

6. 腰围

（1）使用仪器：无伸缩性材料制成的卷尺。

（2）测量方法

①被测者的姿势：自然站立，平视前方。

②测量人员要求：要两名测试员配合。

③测量定位：测试员甲选肋下缘最底部和髂前上嵴最高点，连线中点，以此中点将卷尺水平围绕腰一周。

④读数的时机：在被测者呼气末开始读数。

⑤其他：测试员乙要充分协助，观察卷尺围绕腰的水平面是否与身体垂直，并记录读数。

（3）注意事项

①注意被测者勿用力挺胸或收腹，要保持自然呼吸状态。

②测量误差不超过1cm。

腰围是腹内脂肪量和总体脂的一个近似指标。

WHO建议肥胖的标准：

男性>94cm　　　　　　　女性>80cm

中国（2002）腹部肥胖的标准：

男：腰围≥85cm　　　　　女：腰围≥80cm

7. 臀围——计算腰臀比（WHR）

是臀部向后最突出部位的水平围度。

（1）使用器材：无伸缩性材料制成的卷尺。

（2）测量方法

①被测者自然站立，臀部放松，平视前方。

②人员要求：要两名测试员配合。测试员甲定位，测试员乙要充分协助，观察卷尺围绕腰的水平面是否与身体垂直，并记录读数。

③测量定位：将卷尺置于臀部最突出部位，以水平围绕臀一周测量。

④读数要求：以厘米为单位，精确到 0.1cm。

（3）注意事项

①注意被测者要放松两臀，要保持自然呼吸状态。

②测量误差不超过 1cm。

腰臀比（WHR）评价标准：男性大于 0.9 或女性大于 0.8，可诊断为中心性肥胖，但其分界值随年龄、性别、人种不同而不同。目前有用腰围代替腰臀比来预测向心性肥胖的趋向。

8. 胸围

（1）使用器材：无伸缩性材料制成的卷尺。

（2）测试方法

①受试者姿势：自然站立，两脚分开与肩同宽，双肩放松，两上肢自然下垂，平静呼吸。

②测量人员要求：两名测试人员分别立于受试者面前与背后共同进行胸围测量。

③定位要求：将带尺子上缘经背部肩胛下角下缘向胸前绕一周。男生及未发育女生，带尺下缘在胸前沿乳头上缘；已发育女生，带尺在乳头上方与第四肋骨平齐。

④读数时机：应在受试者呼气未开始时读数，带尺上与零点相交的数值即为胸围值。

⑤读数的精确度要求：以厘米为单位，精确到小数点后一位（0.1cm）。

⑥其他：带尺围绕胸部的松紧度要适宜，以对皮肤不产生明显压迫为度。

（3）注意事项

①两名测试人员应分工合作。站在受试者面前的测试人员甲进行测量，受试者背侧的测试人员乙协助找好背部测量标准点，并注意受试者姿势是否正确，有无低头、耸肩、挺胸、驼背等，及时予以纠正。

②测试人员应严格掌握带尺的松紧度，并做到检测全程的一致性，以求减少误差。测量误差不超过 1cm。

③肩胛下角如摸不清，可令受试者挺胸，摸清后受试者应恢复正确测量姿势。

（二）体格测量的质量控制

1. 人员培训 负责体格测量的人员要经过严格培训，熟悉测量器材的操作方法和注意事项（详见各指标测量方法和注意事项），保证测量结果的准确性。

2. 器材的校正 测量前要对器材进行常规检查和校正，避免出现测量误差。

3. 统一标准 使用统一的测量标准进行测量，尽量避免因不同测量人员、不同测量时间、不同测量条件等操作造成的偏差。

4. 准确记录 根据体格测量的目的设计方便记录的表格，按精确度要求如实记录测量值，3 次测量求平均值。

（三）人体测量的评价

人体测量的项目和方法很多，最常用而又简便的是体重和身高指标。

三、实验室检查

（一）血浆白蛋白浓度（常用）

血浆白蛋白的半衰期约 20 天，可以反映近期的蛋白质营养状况。血浆白蛋白的正常浓度范围为 35~55g/L（表 5-3）。

表 5-3 血浆白蛋白结果的判定

实测值	评价
30~35g/L	轻度营养不良
20~30g/L	中度营养不良
<20g/L	重度营养不良

值得注意的是：血浆白蛋白浓度降低属于长期严重缺乏的结果（三种缺乏状态）。

（二）铁转运蛋白的测定及评价

铁转运蛋白的半衰期约 8~10 天。铁转运蛋白是评价蛋白质营养不良的比较敏感的指标。铁转运蛋白的影响因素较多，在应用于营养不良评价时应特别注意干扰因素的影响。铁转运蛋白的正常值为 1.7~2.5g/L，1.5~1.0g/L 为中度营养不良，<1.0g/L 为重度营养不良。

（三）血红蛋白

血红蛋白降低（俗称贫血）一般提示人体摄入的铁、维生素 B_{12}、叶酸等营养素不足，此外，严重蛋白质能量营养不良时，血红蛋白也明显降低。

血红蛋白的正常值男性为 120~160g/L，女性为 110~150g/L。低于正常值水平时，提示患者处于贫血状况。血红蛋白指标要结合红细胞形态改变进行判断。

（四）总淋巴细胞计数（TLC）

在营养不良的情况下淋巴细胞也会降低（表 5-4）。

计算方法：

TLC = 白细胞计数 × 淋巴细胞百分率

评价：

表 5 - 4　总淋巴细胞计数结果的判定

实测值	评价
$2.5 \sim 3.0 \times 10^9/L$	为营养正常
$1.5 \sim 1.8 \times 10^9/L$	为轻度营养不良
$0.9 \sim 1.5 \times 10^9/L$	为中度营养不良
$<0.9 \times 10^9/L$	为重度营养不良

四、其他检测方法

（1）测定机体水溶性维生素的储备水平尿负荷实验。

（2）测定微量元素—原子吸收法。

五、膳食调查的注意事项

（一）调查对象的选择

特定人群的抽样调查、特定地区范围的全民抽样。

（二）抽样方法

1. 单纯随机抽样　简称随机抽样，即先将总体的全部观察单位编号，然后用随机的方法（随机数字表）直接从总体中抽取部分观察单位作为样本。

2. 分层随机抽样　又称分类抽样，即先将总体内的全部观察单位按某一标志划分为若干个类型或组别（统计上称为"层"），然后再按随机原则从每一层内抽取若干个观察单位，由各层所抽取的这些单位合起来组成一个样本。

3. 整群抽样　是将总体划分为 K 个"群"，每个"群"内包括若干个观察单位，然后以"群"为初级抽样单位，从总体中随机抽取 K 个"群"，被抽取的各个"群"所包括的全部观察单位组成样本。

（三）质量控制

1. 人员培训　调查人员必须参与统一培训，熟悉调查内容和掌握调查方法后才能担任调查工作；调查完成后要对自己填写的调查表全面检查。

2. 质量控制　质量控制人员要对调查表进行抽查，如发现漏项、错项等应及时纠正。

3. 统一标准　各项体检和实验室指标的检测要按照标准方法、使用统一仪器进行，测量员和实验员须熟悉检测流程，两次测量或检验结果相差不超过允许误差。

4. 质控评价　质控员要对每批标本进行抽样检测，并进行质控评价，发现问题要及时解决。

第三节　常用膳食调查的方法

一、称重法

称重法是对某一膳食单位消耗的食物全部称重的方法。可用于团体、家庭或个人的膳食调查，根据食物消费量计算出每人每天各种营养素的平均摄入量，调查时间为3~7天。称重法比较准确，但工作量较大，不适合大规模的调查。

二、查账法

查账法是大规模进行膳食调查的方法，适用于账目清楚的机关、学校、部队等集体食堂单位，可查阅某一时期内各种食物消费总量，并根据同一时期的进餐人数，粗略计算每人每日各种食物的摄取量，再按照食物成分表计算这些食物所供给的能量和营养素数量。查账法简便、快速，但不够精确，因为对食物剩余量难以估算。账目清楚、进餐人数统计准确是此方法实施的前提，如与称重法结合使用可提高准确性。

三、询问法

又称为24h回忆法，即通过询问并记录调查对象一天24h内各种主副食品的摄入情况，一般调查3天以上，然后计算平均每天营养素的摄入量，并进行初步的评价。

适用于对散在居民的家庭膳食调查和了解门诊患者的膳食情况。通过询问可了解调查对象经常性的每日各类食物的摄入量；或回顾24h、3天或一周内每日所摄入的食物种类和数量；长期的饮食习惯和膳食结构；以了解饮食对生长发育及健康的长期影响。询问法简便易行，但因受被调查对象对食物的量的判断不准确、回忆不清楚，存在误报、漏报、或少报；心理因素的影响，存在多报或少报；被调查者不配合，其结果不够准确。

四、频率法

食物频率法调查对象过去1年内所摄入的33类食物及油盐和调味品的摄入频率及摄入量。

五、膳食史法

膳食史法对于许多慢性病患者，过去膳食状况比现在更为重要，广泛用于流行病学调查，不询问过去数日内的食物消耗情况，而询问一般的膳食方式和长时间（甚至一年以上）的膳食习惯等。一般在正常调查中较少用之。

六、化学分析法

是将调查对象的一日份全部熟食收集齐全，在实验中进行化学分析，测定其中能量和各种营养素含量的方法。该法手续复杂，除非特殊需要精确测定，一般不做。

第四节　膳食调查结果的评价

一、膳食结构的评价

（一）膳食结构评价

膳食结构是指膳食中各类食物的数量及其在膳食中的比例。膳食食物是否多样化，膳食结构的评价一般可以参考平衡膳食宝塔的模式进行评价。

膳食结构的评价要特别注意：平衡膳食宝塔是理想化的模式，与个人现实有差距；平衡膳食宝塔是长期模式，不适用于个人短期的评价。

（二）能量和营养素摄入量的评价

应用"中国居民膳食营养素参考摄入量（DRIs）"对个体和群体的能量和营养素摄入量进行评价。

评价膳食营养素提供的能量占总能量的比例、膳食营养素摄入量不足、充足、过量。

（三）能量、来源分布评价

能量来源分布评价一般包括食物来源和营养素来源分布评价。

对膳食蛋白质的评价不但要考虑其数量，还要对其质量进行分析评价。一般认为，合理膳食应在蛋白质数量足够（成人70g）的基础上，优质蛋白质（动物性蛋白及豆类蛋白）应占总蛋白质的1/3以上。

（四）能量餐次分配的评价

一般认为三餐能量分配的适宜比例为早餐30%、午餐40%、晚餐30%。

（赵　红）

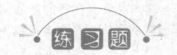

一、名词解释

1. 营养调查　　　　2. 营养评价

二、填空题

1. 常用的营养调查方法有 _____、_____、_____、_____、_____、_____。

2. 营养调查工作中包括：_____、_____、_____、_____四个重要方面。

三、简答题

1. 简述营养调查结果评价的内容。
2. 简述膳食调查的目的和意义。

◎ **知识要点**

1. 掌握绿色食品和保健食品的概念。
2. 熟悉无公害农产品、绿色食品、有机食品的概念和区别。
3. 了解转基因食品的有点与可能的危害。

◎ **技能要点**

1. 学会无公害食品、绿色食品和有机食品的评估。
2. 学会保健食品、强化食品的适用人群和基本要求。

根据我国 1995 年通过的《食品卫生法》的规定：食品是"指各种供人食用或者饮用的成品和原料，以及按照传统既是食品又是药品的物品，但是不包括以治疗为目的的物品"。食品的作用有营养功能、感官功能、生理调节功能。

随着农业的发展和环保意识的增强，以及人们对自身健康、食品安全的关注，人们对食品的质和量有了更多更新的需求，其中食品安全问题也愈来愈受关注。安全食品主要包括无公害农产品、绿色食品、有机食品。这三类食品像一个金字塔，塔基是无公害农产品，中间是绿色食品，塔尖是有机食品，越往上要求越严格，也越有益于健康。同时，运用现代科学技术可以对食品及食品新资源进行合理的加工生产，开发出符合人们意愿的各种食品，如保健食品、强化食品和转基因食品。

第一节　无公害农产品、绿色食品、有机食品

无公害农产品、绿色食品、有机食品是三类有着特殊产品质量要求和相应的生产、加工标准的新品质安全食品。生产、加工和食用无公害农产品、绿色食品、有机食品是世界范围内食品消费的需要，也是人们物质文化生活不断提高的必然结果。

一、无公害农产品

（一）无公害农产品的概念

无公害农产品是指产地环境、生产过程和产品质量均符合国家有关标准和规范，经专门机构认证，许可使用无公害农产品标志的农产品。

我国的无公害农产品质量标准等同于国内普通食品卫生质量标准，部分指标略高于国内普通食品。无公害农产品最基本的要求是农药残留和重金属含量应在规定的限度内，保证人们的食用安全。通俗地说，无公害农产品应达到"优质、卫生"。以商品蔬菜为例，"优质"指的是品质好、外观美，维生素 C 和可溶性糖含量高，符合商品营养要求。"卫生"指的是 3 个不超标，即农药残留不超标，不含禁用的剧毒农药，其他农药残留不超过标准允许量；硝酸盐含量不超标；工业"三废"，和病原菌微生物等对商品蔬菜造成的有害物质含量不超标。

（二）无公害农产品的基本要求

无公害农产品具有安全性、优质性和高附加值三个明显特征，应达到以下要求：

（1）产品的原料产地符合无公害食品生产基地的生态环 境质量标准。

（2）农作物种植、畜禽饲养、水产养殖及食品加工符合 无公害食品生产技术操作规程。

（3）产品符合无公害食品产品标准。

（4）产品包装、贮运符合无公害食品包装贮运标准。

（5）产品生产和质量必须符合国家食品卫生法的要求和食品行业质量标准。

（6）使用无公害农产品标志。无公害农产品执行全国统一的标志见图 6－1。

图 6－1　无公害农产品标志

因此，无公害农产品可以概括为无污染、安全、优质、有营养并通过管理部门认证的食品，严格来讲，无公害是对食品的一种基本要求。

二、绿色食品

"绿色食品"概念是我国农业部于 1989 年提出的，并于 1990 年开始实施绿色食品生产，1992 年 11 月正式成立"中国绿色食品发展中心"，1993 年正式加入"有机农业运动国际联盟"（IFOAM）。以国家政府部门的名义倡导开发绿色食品，我国是第一个国家。

（一）绿色食品概述

1. 绿色食品的概念　绿色食品并非指"绿颜色"的食品，而是指遵循、可持续发展原则、按照特定生产方式生产、经专门机构认定、许可使用绿色食品标志的无污染的安全、优质、营养类食品。"按照特定生产方式生产"，是指在生产、加工过程中按照绿色食品的标准，禁用或限制使用化学合成的农药、肥料、添加剂等生产资料及其他可能对人体健康和生态环境产生危害的物质，并实施"从土地到餐桌"全程质量控制。这是绿色食品工作运行方式中的重要部分，同时也是绿色食品质量标准的核心。目前，我国认定绿色食品的专门机构是中国绿色食品发展中心。

2. 绿色食品的基本要求　无污染、安全、优质、营养是绿色食品的特性。无污染是指在绿色食品生产、加工过程中，通过严密监测、控制，防范农药残留、放射性物质、重金属、有害细菌等对食品生产各个环节的污染，以确保绿色食品产品的洁净。绿色食品的优质特性不仅包括产品的外表包装水平高，而且还包括内在质量水准高；产品的内在质量又包括两方面：一是内在品质优良，二是营养价值和卫生安全指标高。

绿色食品是对无公害食品的更高要求，其应具备的条件如下：

（1）产品或产品原料产地必须符合绿色食品生态环境质量标准。

（2）农作物种植、畜禽养殖、水产养殖及食品加工必须符合绿色食品生产操作规程。

（3）产品必须符合绿色食品标准。

（4）产品包装、贮运必须符合绿色食品包装贮运标准。

3. 绿色食品的标志　为了与一般食品区别开，绿色食品由统一标志来标识。绿色食品标志是由中国绿色食品发展中心在国家工商行政管理局正式注册的质量证明商标。绿色食品标志由特定的图形来表示，参见图6-2。

图6-2　绿色食品标志

（二）绿色食品的质量标准

绿色食品标准包括产地环境质量标准、生产技术标准、产品质量和卫生标准、包装标准、储存和运输标准以及其他相关标准，它们构成了绿色食品完整的质量控制标准体系。

下面仅介绍和广大群众生活密切的有关标准。

1. 绿色食品分级标准　我国从1996年开始，在绿色食品的申报审批过程中开始区分AA级和A级绿色食品，其中AA级绿色食品完全与国际接轨，与有机食品质量标准相对应，各项标准均达到或严于国际同类食品。但我国在现有条件下，大量开发AA级绿色食品尚有一定的难度，将A级绿色食品作为向AA级绿色食品过渡的一个过渡期产品，它不仅在国内市场上有很强的竞争力，在国外普通食品市场上也有很强的竞争力。

2. 绿色食品产品标准　绿色食品产品标准是衡量最终产品质量的尺度，是树立绿色食品形象的主要标志，也反映出绿色食品生产、管理及质量控制的水平。绿色食品产品标准制订的依据是在国家标准的基础上，参照国外先进标准或国际标准。在检测项目和指标上，严于国家标准，对严于国家执行标准的项目及其指标都有文献性的科学依据或理论指导，有些还进行了科学实验。

三、有机食品

20世纪70年代，由于发达国家农产品过剩与生态环境恶化的矛盾以及环保主义运动的开展，国际上出现了有机食品，以1972年国际有机农业运动联盟的成立为标志。

我国从 1989 年开始了有机食品的开发工作。1994 年，我国环保总局在南京成立有机食品中心，标志着有机农产品在我国迈出了实质性的步伐。

（一）有机食品概述

1. 有机食品的概念　有机食品是有机农业的产物，在国外也称作生态或生物食品。有机食品是根据有机农业和有机食品生产加工标准，而生产加工出来的经过授权的有机食品颁证组织颁发证书的供人们食用的一切食品。包括粮食、蔬菜、水果、奶制品、禽畜产品、茶叶、蜂蜜、水产品、调料及药物、酒类等。

2. 有机食品的基本要求

（1）有机食品生产的基本要求：生产基地在最近三年内未使用过农药、化肥等违禁物质；种子或种苗来源于自然界，未经基因工程技术改造过；生产单位需建立长期的土地培肥、植保、作物轮作和畜禽养殖计划；生产基地无水土流失及其他环境问题；作物在收获、清洁、干燥、贮存和运输过程中未受化学物质的污染；从常规种植向有机种植转换需两年以上转换期，新垦荒地例外；生产全过程必须有完整的记录档案。

（2）有机食品加工的基本要求：原料必须是自己获得有机颁证的产品或野生无污染的天然产品；已获得有机认证的原料在终产品中所占的比例不得少于 95%；只使用天然的调料、色素和香料等辅助原料，不用人工合成的添加剂；有机食品在生产、加工、贮存和运输过程中应避免化学物质的污染，加工过程必须有完整的档案记录，包括相应的票据。

3. 有机食品具备的条件

（1）原料必须来自于已建成的有机农业生产体系，或采用有机方式采集的野生天然产品。

（2）产品在整个生产过程中严格遵循有机食品的加工、包装、储藏、运输标准。

（3）生产者在有机食品生产和流通过程中，有完善的质量控制和跟踪审查体系，有完的生产和销售记录档案。

（4）必须通过独立的有机食品认证机构认证。

（5）使用有机食品标志。我国有机食品的标志见图 6－3。

（二）有机食品的质量标准

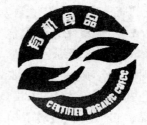

图 6－3　有机食品标志

有机农产品执行的是国际有机农业运动联盟（IFOAM）的"有机农业和产品加工基本标准"。由于有机农产品在我国尚未形成消费群体，产品主要用于出口。

第二节　保健食品、强化食品、转基因食品

一、保健食品

随着经济的发展和社会的进步，人们对健康的认识和追求也在不断提高，为了满

足人类对健康的追求和改善，自 20 世纪 80 年代末至 90 年代初具有改善和调节人体功能的保健食品相继在许多国家开始研制和生产，并得到了快速发展。

（一）保健食品概述

1. 保健食品的定义　我国卫生部在 1996 年 3 月 15 日颁布的《保健食品管理办法》中将保健食品定义为："表明具有特定保健功能的食品。即适宜于特定人群食用，具有调节机体功能，不以治疗疾病为目的的食品。"

2. 保健食品的基本特征　保健食品应具备三个最基本的特征：

（1）保健食品必须保证食用安全性：保健食品必须是食品，符合食品所应当具有的无毒无害、具有一定营养价值、感官性状良好的要求。保健食品的形态既可以是传统食品的属性，也可以是胶囊、片剂、口服液等。

（2）保健食品要有保健功能：保健食品必须带给食用者某种特定的健康利益或体现特定的保健功能，这种特定的健康利益或保健功能不属于已知营养素的营养作用，并可用现代科学方法（最好在人体）验证。

（3）保健食品不是药品：保健食品不以治疗为目的，不追求短期临床疗效，不需医生处方，对适用人群无严格剂量限制，正常情况下食用安全。

3. 对保健食品的要求　我国《保健食品管理办法》规定，保健食品必须符合以下要求：

（1）经必要的动物和（或）人群功能试验，证明其具有明确、稳定的保健作用。

（2）各种原料及其产品必须符合食品卫生要求，对人体不产生任何急性、亚急性或慢性危害。

（3）配方的组成及用量必须有科学依据，具有明确的功效成分，如在现有技术条件下不能明确功效成分，应确定与保健功能有关的主要原料名称。

（4）标签、说明书及广告不得宣传疗效作用。

（二）保健食品的功能

不同的保健食品由于产品原料和所含功效成分的不同，各有其针对适宜人群的保健功能，至 2003 年 5 月，卫生部同意审批并已经提出验证方法的保健功能共有 22 项，它们是：免疫调节、调节血脂、调节血糖、延缓衰老、改善记忆、改善视力、促进排铅、清咽润喉、调节血压、改善睡眠、促进泌乳、抗突变、抗疲劳、耐缺氧、抗辐射、减肥、促进生长发育、改善骨质疏松、改善营养性贫血、对化学性肝损伤有辅助保护作用、美容（祛痤疮、祛黄褐斑、改善皮肤水分和油分）、改善胃肠道功能（调节肠道菌群、促进消化、润肠通便、对胃黏膜有辅助保护作用）。

（三）保健食品适用对象

保健食品的适用对象，应以特殊生理状况下的人群，代谢异常的人群为主。这些人需要营养支持，通过保健食品的摄入可使其恢复到正常的营养水平，纠正其代谢异常，有利于健康的促进，防止疾病的发生。表 6-1 中所列不同人群适用的保健食品种类可供选择参考。

表 6-1　不同人群适用的保健食品种类

人群	保健食品的种类
婴幼儿	牛磺酸、核酸、鱼类
儿童	膳食补充剂
中老年人	鱼油、乳酸菌、类黄酮、低聚糖膳食纤维、膳食补充剂
糖尿病患者	膳食纤维、大蒜素
孕妇	膳食补充剂
肝炎患者	低聚糖、乳酸菌
高血脂患者	鱼油、膳食纤维、类黄酮

二、强化食品

强化食品在全球范围内的食品领域中是很重要的一个分支。目前具有强制性食品强化法规的国家已有 80 多个。我国在 20 世纪 80 年代以后，开始逐渐在一些缺碘比较严重的地方供应碘盐。20 世纪 90 年代制定法规进行食盐的碘强化。2002 年 9 月，国家八部委联合发起"公众营养改善项目"，旨在通过强化食品来提高我国公众的营养健康状况，该项目内容包含食用油中添加维生素 A、面粉中添加营养素、酱油中添加铁、婴幼儿食品中添加营养素等。

（一）强化食品概述

1. 强化食品的概念　人们为了提高天然食品的营养价值或补充某些营养成分的不足，将一种或多种营养素添加到食品中去，这种经过添加营养素的食品称为强化食品。加工生产强化食品被称为食品强化。在进行食品强化过程中，被强化的食品通常被称为载体，所添加的营养素称为食品营养强化剂。

2. 食品强化的目的　在天然食品中，没有一种食品可以满足人体对各种营养素的需要，食品在加工、运输、贮存和烹调等过程中还往往会造成某些营养素的损失。食品强化是为了给不同需要的人群提供营养较全面的食品，以满足人体的营养需要及防止营养缺乏病的发生。其强化目的可概括为 4 个方面：

（1）弥补天然食品的营养素缺陷，如向粮谷及其制品中添加必需氨基酸和钙。

（2）补充食品加工、贮存及运输过程中损失的营养素，如向精米、面中添加 B 族维生素及钙、铁、锌等无机盐。

（3）简化膳食处理，方便摄食，一种食品尽可能满足食用者对营养的全面需要，而添加各种营养素，如配方奶粉、宇航员食品和患者用的要素膳等。

（4）特殊人群的预防需要，如对寒带地区人群补充维生素 C，对从事铅、苯、高温作业人员的饮食添加水溶性维生素等。

（5）预防营养不良。

3. 强化食品的载体和营养强化剂

（1）强化食品的载体：强化食品的载体，主要选用食用范围广、消耗量大、食物的摄入量均衡、不因强化而改变品质和口感并且适宜加工保存的食品。世界各国均以粮食、儿童食品、乳及乳制品、饮料、食用油和调味品及各种疗效食品作为强化食品的载体。

（2）食品营养强化剂：营养强化剂要选择食品强化技术简单、费用低、适合集中加工、不改变食物原有感官性状、生物利用率高、与载体亲和性高并且与其他营养素不发生相互作用的营养素。目前我国允许使用的食品营养强化剂主要有：维生素类如维生素 A、β-胡萝卜素、维生素 D、维生素 E、维生素 B、维生素 B_2、烟酸、叶酸、维生素 B_6、维生素 C 等；氨基酸类如赖氨酸、牛磺酸等；无机盐及微量元素如钙、碘、铁、锌等；蛋白质如大豆蛋白、乳清蛋白、脱脂奶粉、酵母粉、鱼粉等。

4. 食品营养强化的基本要求

（1）食品营养强化要有明确的针对性：进行食品营养强化前必须对本国本地区的食物种类及人们的营养状况做全面细致的调查研究。

（2）食品强化配方要符合营养学原理：对强化剂的添加量应保证食用者摄入食物后不破坏营养素之间的平衡，不应影响人体对各种营养素的吸收和利用；

（3）保证强化食品的食用安全性：对食品营养强化剂的使用必须按食品卫生法和国家有关食品卫生标准进行监督管理。避免出现因纯度、有害或不良的副产品和污染物问题影响人体健康。

（4）提高强化食品质量：提高强化食品质量最主要的就是提高营养强化剂的保存率，尽量减少食品营养强化剂的损失。

（5）适应消费者的要求：生产的强化食品应不改变食品原有的色、香、味等感官性状；要积极适应消费者要求，食品强化后不宜过多提高价格。

（二）强化食品的种类

目前，国内外的强化食品主要有以下几类：

1. 粮谷类食品粮谷类强化食品　包括面、米及其制品，如面包、饼干等。精制米、面容易造成多种维生素缺乏，许多国家对大米、面粉及面包等都进行强化。我国规定在谷类粉中可强化维生素 B、维生素 B_2、铁、钙、锌等；玉米粉中可强化烟酸；在加工面包、饼干和面条的面粉中强化赖氨酸、维生素 A、维生素 D、钙、铁等。

2. 乳与乳制品　乳与乳制品含有丰富的蛋白质，但缺乏某些无机盐和维生素，我国规定在乳制品中可强化维生素 A、维生素 D、铁、锌等营养素。

3. 人造奶油与植物油　我国规定人造奶油可强化维生素 A、维生素 D 和维生素 E，在植物油中可强化维生素 A 和维生素 E。

4. 婴儿配方食品　我国已制定婴儿配方乳粉Ⅰ、婴儿配方乳粉Ⅱ等配方食品的国家标准，在婴儿配方食品中需添加多种无机盐和维生素，并尽量接近母乳成分。

5. 食盐　为防治碘缺乏病，有效的预防措施是提供强化碘食盐，我国自 1993 年实施全民补碘，方法是在每吨食盐中加入 34～100g 碘酸钾，如每日平均摄入 10g 食盐，则可获取 203～596g 碘。

6. 酱油　铁缺乏是世界上最为普遍的营养性缺乏，在发展中国家的发生率较高。中国的贫血率分别为：儿童 20%～30%、青少年 25%、老年人 30%～40%。为防治铁缺乏，我国开始推广强化铁酱油。

（三）强化食品的管理

2010 年 10 月，卫生部日前公布的食品安全国家标准《食品营养强化剂使用标准（征求意见稿）》，对此前的相关标准进行修改补充。现行国家标准《食品营养强化剂使用卫生标准》（GB14880－1994）于 1994 年 2 月 22 日由卫生部批准，1994 年 9 月 1 日实施。征求意见稿的编制说明中指出，随着食品工业的发展，近年来在标准实施过程中，也逐渐暴露出存在的一些问题，例如没有明确的食品营养强化原则，没有统一的食品营养强化用载体分类系统，婴幼儿食品中使用的营养强化剂的一些规定与现行的系列婴幼儿产品标准存在不一致等问题，需要参照国内外食品营养强化政策法规标准的最新进展并结合我国食品营养强化的实际情况进行更新和完善。

三、转基因食品

从世界上最早的转基因作物（烟草）于 1983 年诞生，到美国孟山都公司研制的延熟保鲜转基因西红柿 1994 年在美国批准上市，转基因食品的研发迅猛发展，产品品种及产量也成倍增长，有关转基因食品的问题日渐凸显。

（一）概述

1. 转基因食品的概念　转基因食品是利用现代分子生物技术，将某些生物的基因转移到其他物种中去，改造生物的遗传物质，使其在形状、营养品质、消费品质等方面向人们所需要的目标转变。

2. 转基因食品的种类

（1）转基因动植物、微生物产品，如转基因大豆。

（2）转基因动植物、微生物直接加工品，如由转基因大豆加工的豆油。

（3）以转基因动植物、微生物或者其直接加工品为原料生产的食品，如用转基因大豆油加工的食品。

（二）转基因食品的类型

1. 增产型　增产与其生长分化、肥料、抗逆、抗虫害等因素密切相关，故可转移或修饰相关的基因达到增产效果。

2. 控熟型　通过转移或修饰与控制成熟期有关的基因可以使转基因生物成熟期延迟或提前，以适应市场需求。

3. 高营养型　许多粮食作物缺少人体必需的氨基酸，为了改变这种情况，可以从改造种子储藏蛋白质基因入手，使其表达的蛋白质具有合理的氨基酸组成。现已培育成功的有转基因玉米、土豆和菜豆等。

4. 保健型　通过转移病原体抗原基因或毒素基因至粮食作物或果树中，人们吃了这些粮食和水果，相当于在补充营养的同时服用了疫苗，起到预防疾病的作用。有的转基因食物可以防止动脉粥样硬化和骨质疏松，一些防病因子也可由转基因牛奶得到。

5. 新品种型　通过不同品种间的基因重组可形成新品种，由其获得的转基因食品可能在品质、口味和色、香方面具有新的特点。

6. 加工型　由转基因产物做原料加工制成，花样最为繁多。

（三）转基因食品的优点

1. 提高作物产量　转基因作物将大大提高单位面积产量，以保障食品、饲料和多种作物的供给。

2. 减少农药的作用　避免环境污染，通过转基因作用可以使作物不再被害虫侵害，从而减少了农药的使用，提高了食品的质量，减少了环境污染，使环境更安全。

3. 改变作物品质　如油菜籽的芥酸含量问题，一直困扰着油脂业，并影响到油脂质量，对人体健康带来危害。降低和去掉芥酸一直是食品科学的攻关项目，通过转基因作用，可生产出低芥酸油菜籽，解决存在多年的菜籽油的质量问题。

4. 提高农作物质量　如通过转基因技术可以改善谷类食品的蛋白质质量，生产含维生素 A 的谷类等。

（四）转基因食品可能的危害

事物都是一分为二的，转基因食品的安全性问题一直被人们所关注。目前对转基因作物的安全性主要从两个方面进行评价，一方面是环境安全性，另一方面是食品安全性。环境安全性方面：①转基因作物演变成农田杂草的可能性。②基因漂移到近缘野生物种的可能性。③对整个生物种群的影响。在食品安全方面，尽管目前还没有发现转基因食品与传统食品不同的地方，但仍有一些问题应引起人们的重视，如：①转基因可能会出现毒性特征或过敏反应。②转移基因进入人体后，可能对人体造成影响；如转移的基因被肠道细菌整合，可能会出现生物学性状的改变。③转基因作物营养成分改变或出现抗营养因素。

（五）转基因食品的卫生和安全管理

从世界范围看转基因食品并不是随意推广市场的，国际对转基因食品管理主要包括食用安全性评估和标识管理。我国对转基因食品的研究和开发是在保障人民健康和资源环境的基础上进行的。对转基因产品管理和监控有法可依、有章可循。1993 年原国家科委发布了《基因工程安全管理办法》；1996 年农业部又发布了《农业生物基因工程安全管理实施办法》；2001 年国务院发布了《农业转基因生物安全管理条例》；农业部 2002 年发布了《农业转基因生物安全评价管理办法》、《农业转基因生物进口安全管理办法》、《农业转基因生物标识管理办法》；卫生部 2002 年发布了《转基因食品卫生管理办法》。

（孙少敏）

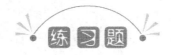

一、填空题

1. 无公害食品具有_____、_____和_____三个明显特征。

2. 绿色食品与普通食品相比有三个显著特征_____、_____、_____。

3. 保健食品的适用对象应以_____和_____为主。

4. 目前，国内外的强化食品主要有_____、_____、_____、_____

一、_____。

5. 转基因食品的种类_____、_____、_____、_____。

二、A₁ 型题

1. 目前认为强化铁剂较好的载体为（　　　）
   A. 盐　　　　　B. 面　　　　　C. 油　　　　　D. 乳
   E. 酱油

2. 针对我国特点，强化维生素 A 的载体食物最好为（　　　）
   A. 奶类　　　B. 谷类　　　　C. 油类　　　　D. 豆类
   E. 酱油

3. 食品的营养强化剂不包括（　　　）
   A. 钙　　　　　B. 磷　　　　　C. 铁　　　　　D. 碘
   E. 硒

4. 国家允许的保健食品的功能不包括（　　　）
   A. 预防肿瘤　　B. 调节血压　　　C. 改善睡眠　　　D. 延缓衰老
   E. 增长身高

5. 安全食品就像一个金字塔，塔基是（　　　）
   A. 无公害农食品　　　　　　　B. 绿色食品
   C. 有机食品　　　　　　　　　D. 保健食品
   E. 强化食品

疾病的营养 /// 第七单元

要点导航

◎ **知识要点**

1. 掌握心血管疾病、胃肠道疾病的营养治疗与膳食原则以及高血压的诊断标准。

2. 熟悉心血管疾病、胃肠道疾病的危险因素。

3. 了解心血管疾病、胃肠道疾病的概念及分类。

第一节　心血管疾病的营养

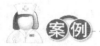 **案例**

患者，男，50岁，身高175cm，体重73kg，高血压病史半年。近一周来，因劳累、休息少，经常出现头晕、头痛、耳鸣、失眠、烦躁、精力不易集中。患者有高血压家族史，体检发现：收缩压185mmHg，舒张压110mmHg，心率89次/分，心界无扩大，双肺无异常，肝脾未触及。心电图检查：左室肥大。脑CT检查：未见异常。

问题：

1.该患者可能的诊断是什么？

2.该患者的营养治疗与膳食原则是什么？

3.该患者宜食用哪些食物？忌食用哪些食物？

心血管疾病是指由于各种原因影响心脏和全身血管功能而使之发生功能障碍的疾病，是心脏和血管疾病的合称。最常见的有动脉粥样硬化、冠心病、高血压、高脂血症、心功能不全、脑卒中等。

随着社会经济的快速发展和人民生活水平的不断提高，心血管疾病已成为人类最主要的死亡原因，在我国的死因顺位和疾病负担中均列首位，严重危害人民的健康。在众多心血管疾病中，高血压、高脂血症、冠心病等疾病的发生与发展，除与遗传、年龄、肥胖等因素有关外，还与饮食密切相关。因此，合理膳食是心血管疾病的防治基础，也是防治的重要措施。

一、高血压的营养治疗与膳食

（一）概述

高血压分原发性高血压和继发性高血压两类。原发性高血压即通常所说的"高血压"，是指以血压升高为主要临床表现，伴或不伴有多种心血管危险因素的综合征；继发性高血压是指由于某些病因或疾病引起的血压升高，可通过治疗原发病来控制血压。高血压不仅是一种常见的全身性慢性疾病，更是多种心脑血管疾病的危险因素和重要病因。因此，防治高血压可以有效降低心脑血管疾病的患病率和病死率。

考点提示

引发高血压的病因、诱因。

高血压的概念、诊断标准、分类。

（二）危险因素

目前，比较公认的高血压危险因素主要有以下几个方面。

1. 遗传因素 流行病学调查显示，高血压患者大多有家族史，有明显的家族倾向，而且高血压的患病率在不同民族之间也有差异。

2. 年龄因素 随着年龄的不断增长，高血压的患病率也呈明显的上升趋势。

3. 生活因素 不良的生活习惯往往会引发高血压，如高盐饮食、蔬菜和水果摄入量少（钾、镁离子摄入少）、长期吸烟、过量饮酒、长期精神紧张、过度劳累等。

4. 体重因素 肥胖或超重都是血压升高的重要危险因素。约 1/3 的高血压患者均有不同程度的肥胖。

5. 药物因素 长期服用某些药物也可引起血压升高。

直通护考

患者，女性，48 岁，患高血压 2 年。住院期间，医生为患者详细解释为什么会患高血压，并提醒患者加以注意。该医生所讲的下列各因素中，你认为哪一个与高血压发病无关（　　）

A. 钠盐　　　　　B. 遗传

C. 精神过度紧张　D. 免疫缺陷

E. 体重超重

（三）诊断标准

当收缩压≥140mmHg 和/或舒张压≥90mmHg 就可诊断为高血压。目前，我国采用的血压分类和定义见表 7 - 1。

表 7 - 1　血压水平分类和定义

分类	收缩压（mmHg）		舒张压（mmHg）
正常血压	<120	和	<80
正常高值	120～139	和/或	80～89
高血压	≥140	和/或	≥90
1 级高血压（轻度）	140～159	和/或	90～99
2 级高血压（中度）	160～179	和/或	100～109

续表

分类	收缩压（mmHg）		舒张压（mmHg）
3 级高血压（重度）	≥180	和/或	≥110
单纯收缩期高血压	≥140	和	<90

注：当收缩压与舒张压分属不同级别时，则以较高的分级为准。

（来源：2010 年中国高血压防治指南）

直通护考

高血压的诊断标准是（　　）

A. 收缩压≥140mmHg　　B. 舒张压≥140mmHg　　C. 收缩压≥90mmHg

D. 舒张压≥90mmHg　　E. 收缩压≥140mmHg 和/或舒张压≥90mmHg

（四）营养治疗与膳食

1. 原则

（1）限制钠盐摄入：钠盐的摄入量与高血压密切相关，摄入的钠盐越多，高血压的发病率就越高。因此，高血压患者应当限制钠盐摄入。世界卫生组织建议的钠盐摄入量是每人每天不超过 6g。限制钠盐摄入的方法很多，如改变饮食习惯，充分考虑食物本身含有的钠盐，尽量少吃较咸的食品；改变烹调方法，减少烹调用盐等。

（2）减轻体重：肥胖是引起血压升高的重要危险因素。缺乏体育运动、过量饮食则是导致肥胖的罪魁祸首。肥胖者应通过运动与节食相结合的方式来减肥，避免摄入过多的碳水化合物和脂肪，将体重控制在标准范围内。

（3）补充钾、镁离子的摄入：钾、镁离子能促进肾脏排钠，减少水、钠在体内潴留，从而起到预防、降低血压的作用。新鲜的蔬菜、水果中富含钾、镁离子，在减少钠盐摄入的同时，应当适量多摄入一些新鲜的蔬菜、瓜果，以增加钾、镁离子的摄入。此外，增加蔬菜、水果的摄入，还可以增加膳食纤维的摄取。

（4）减少脂肪的摄入：采取低脂、低胆固醇饮食，减少脂肪，限制胆固醇。膳食中脂肪的摄入量不应超过总热量的 25%。

（5）适量蛋白质：蛋白质代谢产生的有害物质，可引起血压波动。因此，应该限制动物蛋白的摄入，可以考虑摄入适量的鱼类蛋白、大豆蛋白等优质且含硫氨基酸高的蛋白质。

（6）戒烟、限酒：吸烟虽然与血压无直接关系，但它却是引发心血管疾病的危险因素之一，加之它的致癌作用以及对健康的多方面危害，故应当戒除。过量饮酒可引起血压的波动，长期过量饮酒者的高血压患病率明显增高。因此，每日的饮酒量不应超过相当于 50g 乙醇的量。

2. 食物选择

（1）优选（或多用）食物：芹菜、木耳、胡萝卜、香蕉、黄瓜、番茄、海带等具有降压作用的食物；大蒜、山楂、海鱼、洋葱、香菇、绿豆等能降脂的食物；黄豆、

考点提示

高血压患者的膳食原则及食物选择。

绿豆、红小豆、竹笋、花生、香菇、芋头、马铃薯等富含钾的食物；各种干豆、鲜豆、豆芽、桂圆等含镁高的食物。此外，黑木耳、银耳、平菇、草菇等食物不仅营养丰富、味道鲜美，而且对防治高血压、脑出血、脑栓塞均有较好的效果。

（2）禁用（或少用）食物：咸菜、咸鱼、腌肉、炸肉等所有腌制食品、过咸食物、油炸食品；动物内脏、肥肉、蟹黄、鱼子等动物性脂肪和胆固醇高的食物；烟、酒、浓茶、咖啡以及辛辣的刺激性食物等。

直通护考

患者，女性，46 岁。血压 155/95mmHg，有头痛、头晕、失眠等不适症状。素食但口味较重，喜食咸菜。目前，对其最主要的饮食指导是（　　）

A. 低纤维素饮食　B. 高脂饮食　C. 低盐饮食　D. 低磷饮食　E. 高蛋白饮食

---

3. 食谱举例（表 7-2）

表 7-2　高血压的低盐低脂饮食参考食谱

餐次	食物和用量
早餐	小米粥（小米 50g）、馒头（面粉 25g）、低脂牛奶 250ml
午餐	米饭（大米 100g）、清蒸鱼（鲫鱼 100g）、素炒青菜（时令青菜 200g）、瓜果（香蕉、黄瓜等 150g）
晚餐	米饭（大米、小米 100g）、肉末豆腐（瘦猪肉 20g、豆腐 100g）、蒜泥拌黄瓜（大蒜 10g、黄瓜 100g）、瓜果（苹果、番茄 100g）
全天	烹调用油 25g、食盐 4g

二、高脂血症的营养治疗与膳食

（一）概述

血脂是指血浆中的中性脂肪和类脂的总称。前者包括甘油三酯、胆固醇；后者包括磷脂、糖脂、固醇、类固醇（表 7-3）。

血脂异常是指血浆中的脂质的量和质的异常。血浆中的胆固醇和（或）甘油三酯升高，即人们常说的"高血脂"，是由于脂肪代谢或运转异常导致血浆中的一种或几种脂质浓度超过正常水平。临床上可简单地将高脂血症分为高胆固醇血症、高甘油三酯血症和混合型高脂血症三种类型。

表 7-3　脂蛋白的主要特性

脂蛋白	主要来源	主要脂质	主要功能
CM	食物	甘油三酯	运送外源性甘油三酯到外周组织
VLDL	肝脏	甘油三酯	运送内源性甘油三酯到外周组织
LDL	VLDL 分解代谢	胆固醇酯	运送内源性胆固醇到外周组织
HDL	肝脏、肠道	胆固醇酯	逆向转运胆固醇

（二）危险因素

奶油、动物性脂肪等饱和脂肪的过多摄取、缺乏适度活动、肥胖与超重、吸烟等因素是引发高脂血症的主要原因。

（三）营养治疗与膳食

血浆脂质主要来源于食物，并可通过改变膳食结构而得到改变。因此，营养治疗是治疗高脂血症首要的基本治疗措施。高脂血症的患者饮食要有节制，要限制总能量，维持标准体重，增加膳食纤维，减少脂肪、胆固醇以及饱和脂肪酸的摄入。

1. 原则

（1）控制总能量摄入：饮食要节制，肥胖与超重者需要减肥，每天的能量摄入以不超过 8.39MJ（2000kcal）为宜。

（2）限制脂肪摄入：主食以粗粮、杂粮为主，辅以豆类及豆制品、鱼类、瘦肉以及各种新鲜的水果、蔬菜，尽量少食各类精致食品、甜食和纯糖类食品。

（3）限制胆固醇摄入：应当少食肉类（特别是肥肉）、动物内脏、鱼子、蛋黄、鸭皮、鸡皮等胆固醇含量高的食物。甘油三酯过高者尤其要忌糖、忌甜食。

（4）多食用有益的食物：要多食用富含维生素 C 的食物、富含膳食纤维的食物、富含优质蛋白的食物、富含不饱和脂肪酸的食物。

（5）应当戒烟、限酒、减少钠盐的摄入。

2. 食物选择

（1）优选（或多用）食物：香菇、大蒜、洋葱、木耳等有降脂作用的食物；豆类及豆制品、蛋清、低脂或脱脂奶等含优质蛋白质的食物；新鲜蔬菜、水果等富含维生素 C 的食物；粗粮、豆类、蔬菜等富含膳食纤维的食物；沙丁鱼、三文鱼、金枪鱼等深海鱼类。谷物应该粗细搭配，要适量增加燕麦、玉米等成分。

（2）禁用（或少用）食物：限量食用植物油，少食用动物脂肪，少食用动物内脏、鱼子、蛋黄、奶油等胆固醇含量高的食物，禁食肥肉。

3. 食谱举例（表 7-4）

表 7-4　高脂血症的低脂低能量饮食参考食谱

餐次	食物和用量
早餐	玉米面发糕（玉米面 100g）、脱脂牛奶 250g、蒜泥拌黄瓜（大蒜 10g、黄瓜 150g）
午餐	馒头或米饭（面粉或大米 100g）、清蒸鱼（鲈鱼 100g）、素炒青菜（时令青菜 100g）、瓜果（时令水果 100g）
晚餐	米饭（大米、小米 100g）、香菇炖豆腐（香菇 30g、豆腐 100g）、番茄冬瓜汤（番茄 50g、冬瓜 100g）、瓜果（时令水果 100g）
全天	烹调用油 15g、食盐 3g

三、冠心病的营养治疗与膳食

（一）概述

冠心病是冠状动脉粥样硬化性心脏病的简称，是指冠状动脉粥样硬化使血管腔狭窄或阻塞，或（和）因冠状动脉功能性改变（痉挛）导致心肌缺血、缺氧或坏死而引起的心脏病，亦称缺血性心脏病。冠心病不仅是动脉粥样硬化导致器官病变的最常见类型，而且是严重威胁人类健康的常见病。

考点提示

冠心病的病因、诱因。

（二）危险因素

1. 年龄、性别 年龄和性别是不可改变的危险因素。临床上多见于40岁以上的中、老年人，49岁后进展较快；男性与女性相比，女性发病率较低，但在更年期后发病率上升。

2. 高血压 血压增高与冠心病的发病密切相关，呈连续、直接、独立的关系。血压升高可以导致血管壁损害，加速动脉粥样硬化。有资料显示，与血压正常者相比，高血压患者患该病的几率高3~4倍，冠状动脉粥样硬化患者患高血压的比例则高达60%~70%。

3. 高脂血症 脂质代谢异常是动脉粥样硬化最重要的危险因素，血脂异常能引起心脏和大血管硬化性疾病。冠心病的发病与低密度脂蛋白胆固醇升高呈正相关，与高密度脂蛋白胆固醇升高呈负相关。

4. 吸烟 长期吸烟可使血管内皮损伤，在其他危险因素协同作用下加速动脉粥样硬化进程。被动吸烟也是危险因素。

5. 其他危险因素 ①肥胖；②从事体力劳动少，脑力劳动多，精神压力较大；③经常进食高盐、高热量、高胆固醇、高糖食物；④遗传因素；⑤性情急躁、好胜心和竞争性强、不善于劳逸结合。

直通护考

某卫生学校的李老师为一个社区的中老年人进行冠心病相关科普知识讲座，该老师讲到的以下诸多因素中，你认为哪一个与冠心病发病无关（　　）

A. 吸烟　　　B. 遗传　　C. 年龄
D. 适量运动　　E. 钠盐

知识链接

冠状动脉粥样硬化性心脏病的分型

由于病理解剖和病理生理变化的不同，冠心病有不同的临床表现。1979年，世界卫生组织曾将冠心病分成5型。近年来，临床医学家趋于将冠心病分为急性冠脉综合征和慢性冠脉病（或称慢性缺血综合征）两大类。前者包括不稳定型心绞痛、非ST段抬高性心肌梗死和ST段抬高性心肌梗死，也有将冠心病猝死包括在内；后者包括稳定型心绞痛、冠脉正常的心绞痛、无症状性心肌缺血和缺血性心力衰竭（缺血性心肌病）。

（三）营养治疗与膳食

1. 原则

（1）限制总能量：能量的过多摄入，容易引起肥胖，而肥胖又是冠心病的危险因素。所以，限制总能量以保持标准体重，是防治冠心病的重要措施之一。膳食中要注意三大营养素的适宜比例，并适当增加体育运动。切忌暴饮暴食，避免过饱，最好少量多餐，每日进食 4～5 次为宜。

（2）限制脂肪：每天脂肪的摄入量应以占总热量的 20% 为宜，不应超过 25%。膳食中应该以低脂、低胆固醇食物为主，尽量避免摄入动物性脂肪和含胆固醇较高的食物。

（3）适量碳水化合物：碳水化合物的过量摄入会在体内转化为脂肪储存起来，故应适量供给，以占总能量的 50%～60% 为宜，并以复合碳水化合物为主。含单糖和双糖高的食物应当限制，可多选用粗粮、蔬菜、水果等含膳食纤维高的食物。

（4）适量蛋白质：蛋白质的供给以占总能量的 10%～15% 为宜，并应注意动物性蛋白质与植物性蛋白质的摄入比例，以 1：1 为宜，可多选用黄豆及其制品。

（5）充足的维生素和微量元素：维生素 C、维生素 E 以及钾、镁、钙等离子具有降低胆固醇、抗氧化、保护心血管等作用，故应在膳食中充足供给这些维生素、微量元素，以发挥它们对心血管的有益作用。

（6）限制钠盐：钠盐摄入过多是高血压的危险因素之一，而高血压又是引发冠心病的危险因素，故应减少钠盐的摄入，并长期坚持。世界卫生组织建议的钠盐摄入量是每人每天不超过 6g。

（7）戒烟、限饮酒、适度运动，并注意保持生活的规律性，避免过度紧张和情绪波动。

2. 食物选择

（1）优选（或多用）食物：粗粮、蔬菜、水果等含膳食纤维高的食物；鲳鱼、黄花鱼、沙丁鱼等富含优质蛋白及不饱和脂肪酸的深海鱼类；芹菜、海带、木耳、香菇、大蒜等有降脂降压作用的食物；豆类及其制品。

（2）禁用（或少用）食物：肥猪肉、肥羊肉等含动物脂肪高的食物；全脂奶油、动物内脏、动物性油脂等含胆固醇高的食物；各种甜点心、巧克力、冰淇淋等过甜食物；咸鱼、咸菜及各种腌制品等过咸食物；烈性酒、辣椒、浓咖啡、芥末、浓茶等刺激性食物。

3. 食谱举例

表 7-5　冠心病低脂参考食谱

餐次	食物和用量
早餐	玉米花卷（玉米面 50g）、脱脂牛奶 250ml、拌黄瓜（黄瓜 100g）
午餐	馒头或米饭（面粉或大米 100g）、清蒸鱼（黄花鱼 100g）、青菜炒肉丝（时令青菜 100g、猪瘦肉 30g）、瓜果（时令水果 50g）
晚餐	米饭（大米、小米 100g）、香菇炖豆腐（香菇 30g、豆腐 100g）、西红柿炒鸡蛋（西红柿 150g、鸡蛋 40g）、瓜果（时令水果 100g）
全天	烹调用油 20g、食盐 4g

第二节 胃肠道疾病的营养

患者，女，42岁，身高158cm，体重58kg，上腹部间歇规律性疼痛2年，疼痛呈烧灼样，多于进餐后半小时发作，持续1h左右缓解，劳累时易发作。查体：血压115/80mmHg，心率72次/分，心界无扩大，双肺无异常，左上腹部压痛，无反跳痛，肝脾未触及。上消化道钡餐透视：胃小弯见一龛影。

问：1.该患者可能的诊断是什么？

2.该患者的营养治疗与膳食原则是什么？

3.该患者宜食用哪些食物？忌食用哪些食物？

胃、肠道是消化系统的重要组成部分，摄取、转运、消化食物、吸收营养和排泄废物是其基本的生理功能。一方面，胃肠道疾病可影响其功能，使食物的摄取、转运和消化出现障碍，导致食物营养得不到吸收；另一方面，胃肠道疾病的治疗与膳食关系密切，可通过改变营养与膳食来达到治疗胃肠道疾病的目的。

一、胃炎的营养治疗与膳食

胃炎是指由各种病因引起的胃黏膜炎症，常伴有上皮损伤和细胞再生。胃炎是最常见的消化道疾病之一。按照临床发病的急缓与病程的长短，一般将胃炎分为急性胃炎和慢性胃炎两类。

（一）急性胃炎

1. 概述 急性胃炎是由多种原因引起的急性、进行性胃黏膜炎症，发病较急，常表现为上腹不适、疼痛、恶心、呕吐、食欲减退等症状。临床上以急性糜烂出血性胃炎最为常见，多表现为突发呕血和（或）黑便。

> **考点提示**
>
> 急性胃炎的膳食原则及食物选择。

2. 危险因素

（1）物理因素：进食粗糙、过冷、过烫的食物。

（2）化学因素：大量饮用烈性酒、饮浓茶、服用阿司匹林等非甾体抗炎药，进食不洁食物中的细菌或其毒素等。

（3）应激：严重的创伤、大面积烧伤、大手术、颅内病变及其他严重的脏器病变等。

3. 营养治疗与膳食

（1）原则：应依据急性胃炎的病程变化而变化，除急性发作期禁饮食外，宜采用少量多餐制，每日进食5~7次为宜。

①急性发作期：去除对胃黏膜刺激的致病因素，并应注意卧床休息，12~24h内禁

饮食。如出现严重脱水情况，应及时静脉补充水、电解质、能量等。

②缓解期：经过禁饮食后，病情趋于缓解，可给予流质饮食。

③恢复期：病情好转进入恢复期后，给予少渣半流质饮食，进而给予少渣饮食。

（2）食物选择

①优选（或多用）食物：牛奶、豆浆、藕粉、大米粥、小米粥、米汤、蛋汤、菜汤、鸡蛋羹等少渣流质饮食。

②禁忌（或少用）食物：含粗纤维食物、刺激性食物、油炸食品、浓茶、浓咖啡等，禁止饮酒、吸烟。

（3）食谱举例

表 7-6　急性胃炎恢复期的参考食谱

餐次	食物和用量
早餐	大米粥（大米 30g）、鸡蛋羹（鸡蛋 1 个）、面包片（1 片）
加餐	低脂牛奶 100ml
午餐	蔬菜面条（冬瓜 50g、肉末 30g、面条 100g）、番茄烩土豆（番茄 50g、土豆 100g）
加餐	馒头片（1 片）、牛奶 100ml
晚餐	鸡肉米粥（鸡肉末 50g、大米 100g）、烩丝瓜（丝瓜 100g）
加餐	脱脂牛奶冲藕粉（牛奶 200ml、藕粉 25g）
全天	植物油 10g、食盐 2g

直通护考

患者，男，28 岁，诊断为"急性胃炎"。护士指导其饮食，适合食用的食品是（　　）
A．辣椒　　B．咖啡　　C．脱脂牛奶　　D．浓茶　　E．油炸食品

（二）慢性胃炎

1. 概述　慢性胃炎是指由各种原因引起的胃黏膜的慢性炎症，病程迁延，可有上腹饱胀、上腹痛或不适等消化不良症状，炎症、萎缩和肠化生是其主要的三大组织病理学特征。临床上一般分为浅表性胃炎、萎缩性胃炎、特殊类型胃炎三类，并以浅表性胃炎最为常见。

2. 危险因素

（1）幽门螺杆菌感染：幽门螺杆菌感染长期存在导致胃黏膜的慢性炎症，是慢性浅表性胃炎的主要病因。

（2）饮食因素：流行病学研究显示，缺乏新鲜水果、蔬菜和高盐的饮食，与胃黏膜的萎缩、肠化生以及胃癌的发生关系密切。

（3）自身免疫：患者血液中存在自

直通护考

下列不属于慢性胃炎的病因是（　　）
A．喜食刺激性食物
B．吸烟过多
C．食用不新鲜的食物
D．食用粗糙食物过多
E．幽门螺杆菌感染

身抗体，如壁细胞抗体，可攻击壁细胞，使其总数减少，从而引起胃酸分泌减少或丧失。

（4）其他因素：长期饮酒和服用非甾体抗炎药等均可反复损伤胃黏膜。幽门括约肌功能不全时，含有胆汁和胰液的十二指肠液反流入胃，削弱胃黏膜的屏障功能。

3. 营养治疗与膳食

（1）原则

①去除病因：彻底治疗急性胃炎，防止复发。避免服用对胃黏膜有刺激作用的食物、药物。戒除烟酒，加强营养。

②食物性状：给予少渣软食，选择食用清淡、细软、易消化、少刺激、富含蛋白质和维生素的食物，避免生、冷、粗、硬的食物。

③饮食习惯：要改掉不良的饮食习惯，尽量细嚼慢咽，少量多餐，一日进食 4～5 次，忌暴饮暴食，以减轻胃的负担。

（2）食物选择

①优选（或多用）食物：大米粥、小米粥、牛奶、藕粉、豆浆、米糊、软米饭、馒头、面包、面条、鱼肉、瘦肉、黄瓜、胡萝卜、冬瓜等。

②禁忌（或少用）食物：年糕、糯米饭等不易消化的主食；粗粮、芹菜等含粗纤维多的食物；避免酒、含酒精的饮料、浓茶、浓咖啡以及生、冷、粗、硬、有刺激、产气、过热的食物等。

（2）食谱举例

表 7-7　慢性胃炎参考食谱

餐次	食物和用量
早餐	瘦肉粥（猪瘦肉 50g、大米 100g）、面包片（1 片）
加餐	豆浆 150ml、饼干 50g
午餐	软米饭（大、小米 150g）、西红柿炒鸡蛋（西红柿 100g、鸡蛋 1 个）、清蒸鱼（黄花鱼 150g）
加餐	牛奶 150ml、小面包 50g
晚餐	鸡肉丝面（鸡肉末 50g、面条 100g）、烩丝瓜（丝瓜 150g）
全天	植物油 15g、食盐 3g

二、消化性溃疡的营养治疗与膳食

（一）概述

发生于胃和十二指肠黏膜的慢性溃疡统称为消化性溃疡，分胃溃疡和十二指肠溃疡两类。

消化性溃疡的主要症状为上腹痛，可为钝痛、灼痛、胀痛或饥饿样不适感。典型的消化性溃疡有慢性过程、周期性发作和节律性疼痛的特点。也有部分患者仅表现为无规律性上腹隐痛或不适，可伴有反酸、嗳气、上腹胀等症状。

知识链接

（二）危险因素

1. 幽门螺杆菌感染　幽门螺杆菌感染被确认为是消化性溃疡的重要病因，其引起的胃黏膜炎症削弱了胃黏膜的屏障功能。

2. 非甾体抗炎药　服用非甾体抗炎药是消化性溃疡的另一重要病因。非甾体抗炎药可通过破坏黏膜屏障，致使黏膜的防御和修复功能受损，最终导致消化性溃疡的发生。

3. 胃酸和胃蛋白酶　在黏膜的防御和修复功能受损的前提下，来自胃酸/胃蛋白酶对黏膜的自身消化，导致消化性溃疡的最终形成。很少见有溃疡在无酸的情况下发生，并且服用胃酸抑制药物能促进溃疡愈合，这些均能说明胃酸是溃疡形成的直接原因，并在形成过程中起着决定性作用。

4. 其他因素　吸烟、酗酒、长期精神紧张、过度劳累等易使慢性溃疡发作或加重；急性应激也可引起消化性溃疡；暴饮暴食、不规律饮食也容易引发消化性溃疡。

（三）营养治疗与膳食

营养治疗是治疗消化性溃疡不可缺少的重要措施之一，特别是对于防止复发、预防并发症、促进溃疡愈合有重要意义。

> **考点提示**
>
> 消化性溃疡的膳食原则及食物选择。

1. 原则

（1）去除病因：根除幽门螺杆菌感染，停止服用非甾体抗炎药等。

（2）全面合理的营养：给予足够的能量，适量的蛋白质、脂肪、碳水化合物、低纤维膳食。注意选择清淡、细软、少刺激、易消化的食物。烹调方法以蒸煮、炖、焖为主。

（3）少量多餐：根据病情每日进食5~7次，避免过饱，定时定量，减轻胃的负担，促进溃疡面的愈合。

（4）饮食习惯：要养成细嚼慢咽的良好饮食习惯，避免暴饮暴食、饮食不规律。

2. 食物选择　根据消化性溃疡的不同病程，选择不同的营养与膳食。

（1）溃疡病Ⅰ期饮食：即急性发作初期或出血停止后的膳食，为流质膳食。食物选择以富含易于消化的蛋白质和碳水化合物为主，如牛奶、豆浆、米汤、蛋花汤等。每日进食6~7次为宜。

（2）溃疡病Ⅱ期饮食：即病情好转后的膳食，为无渣半流质膳食。以泥状或厚糊状的食物为主，如蒸鸡蛋羹、鱼羹、肉糜烂面等，避免过咸、过热。每日进食5~6次为宜。

（3）溃疡病Ⅲ期饮食：即病情稳定期的饮食，为少渣半流质饮食。可食用大米粥、小米粥、饼干、面包片、细面条、面片汤、馄饨、蒸鱼、蒸肉饼、肉末蛋羹等。每日进食5次为宜，但仍应注意适量，不宜过饱。

表7-8 溃疡病Ⅰ期参考食谱

餐次	食物和用量
早餐	脱脂牛奶200ml
加餐	豆浆200ml
午餐	米汤200ml
加餐	鸡蛋花汤200ml
晚餐	牛奶冲藕粉200ml
加餐	米汤200ml

表7-9 溃疡病Ⅱ期参考食谱

餐次	食物和用量
早餐	蒸鸡蛋羹200ml（鸡蛋1个）
加餐	低脂牛奶200ml
午餐	菜汁大米粥（青菜汁50ml、大米50ml）、鸡茸豆腐（鸡胸肉20g、豆腐50g）
加餐	米糊200nl
晚餐	烂面条（面条50g）、蒸鱼羹（带鱼40g）
加餐	藕粉200ml
全天	植物油10g、食盐3g

表7-10 溃疡病Ⅲ期参考食谱

餐次	食物和用量
早餐	面片汤（面片100g）、肉末蛋羹（猪瘦肉15g、鸡蛋1个）
加餐	低脂牛奶200ml
午餐	鲜肉馄饨（猪瘦肉50g、青菜50g、馄饨皮100g）、烩胡萝卜（胡萝卜100g）
加餐	藕粉200ml
晚餐	大米粥（大米50g）、面包片（2片）、蒸鱼羹（鲤鱼100g）
全天	植物油10g、食盐3g

（4）溃疡病Ⅳ期饮食：即病情进入恢复期的饮食，为软食。食物选择要清淡细软、营养全面、易消化、少油腻、少刺激，应适当增加一些含纤维少的瓜果、蔬菜。主食以普通面食为主，如馒头、花卷、面片等。每日进食4~5次为宜。

（5）伴有并发症的饮食原则：①并发大出血，若不伴有恶心、呕吐和休克等情况，可给予少量冷流质饮食；②并发幽门梗阻，若完全梗阻应禁饮食，输液维持水、电解质、酸碱平衡，若不完全梗阻可给予清流质饮食；③并发急性穿孔，必须严格禁饮食。

表7-11 溃疡病Ⅳ期参考食谱

餐次	食物和用量
早餐	皮蛋瘦肉粥（皮蛋30g、猪瘦肉50g、大米50g）、面包（3片）
午餐	米饭（大米100g）、花卷1个、西红柿蛋花汤（西红柿50g、鸡蛋1个）、肉末豆腐（猪瘦肉30g、豆腐50g）
加餐	低脂牛奶200ml
晚餐	面条（面条100g）、小面包2个、蒸鱼羹（鲈鱼100g）
全天	植物油20g、食盐5g

直通护考

患者，女，42岁，诊断为胃溃疡，其膳食原则不包括（　　）

A. 少量多餐、定时定量　　B. 避免食物的机械性、化学性、过热、过冷刺激

C. 烹调方法以蒸煮炖为主　　D. 蔬菜选择不受限制

E. 食物以软烂为主、避免油腻

第三节　肥胖病的营养

要点导航

◎ **学习要点**

　　1. 肥胖病的病因。

　　2. 肥胖病的临床表现。

　　3. 肥胖病的预后。

◎ **技能要点**

　　1. 成年人肥胖的计算。

　　2. 儿童肥胖的计算。

 案例

　　女孩，10岁，身高1.36m，体重40kg。父亲1.62m，体重70kg。平时饮食以大米、土豆、面条为主，不愿吃肉，只喜欢吃油渣等油炸食品。也很喜欢冰淇淋、果冻等。周末锻炼身体以跳舞为主。平时上学的交通工具主要为摩托车。性情急躁，爱发脾气。

　　问题：1. 该女孩肥胖的原因主要有哪些？

　　　　　2. 该女孩长大后容易患哪些疾病？

一、疾病概述

（一）肥胖的定义

肥胖是脂肪过多的一种慢性疾病。它是指脂肪的过量储存，表现为脂肪细胞增多和（或）脂肪细胞体积增大，即全身脂肪组织增大，与其他组织失去正常比例的一种状态。世界卫生组织（WHO）认为，肥胖是人体过剩的热量转化为多余脂肪并积聚在体内的一种状态。人体脂肪堆积过多，超出正常比例，使人的健康、形体和正常生活受到影响。

（二）肥胖病的流行病学

随着经济的发展，肥胖病的发生率越来越高，年龄越来越小。在二十世纪八九十年代，肥胖病在发达国家的发生率远远高于发展中国家。到21世纪，发达国家开始注重健康饮食，情况有所好转，但发展中国家肥胖人群急剧上升。在我国农村，有些孩子肥胖家人还很高兴，"胖嘟嘟的真健康啊！" "真壮实！" 吃肉不论肥瘦，"多吃点！" 到2007年，我国超重人数达两个亿，肥胖达9000万。到2010年，中国疾病预防控制中心检测结果为18岁以上居民超重率已经达到30.6%，肥胖率达12%。

二、护理评估

（一）单纯性肥胖

占95%以上，主要与以下几个方面有关：

1. 遗传　据报道，父母中有一个肥胖，则子女有40%的肥胖几率，如果父母双方皆肥胖，子女可能有肥胖的几率升高至70% ~ 80%。

2. 科技进步　科学技术革命给人类减少了不少的麻烦，工作和生活中很多体力活动已经不用人力操作。上楼用电梯，外出用车辆，洗衣机、洗碗机及机器人等的使用，都在一定程度上让人变得肥胖。另外，互联网的普及也产生了大量的肥胖人群，而且还有蔓延下去的趋势。

3. 饮食　高脂高热量饮食是导致肥胖的较重要原因。但是有些人也容易进入另一种误区，认为不吃肉、少吃油就不会发胖，殊不知脂肪摄入过少，就很不容易产生饱腹感，那就想吃更多的东西，也就会摄取更多的能量。父母的饮食习惯及把吃快餐作为奖励等也可造成孩子肥胖。

4. 心理　很多成年人把"吃"作为减压或交友的手段，经常在不经意间摄取大量的食物引起肥胖。

5. 运动　2012年许多大学取消了女子3000m和男子5000m长跑，从另一个角度说明现在的年轻人运动量已经今非昔比。在马拉松比赛时能坚持到最后的也多数是中年人，由此引发的社会问题已经引起政府部门的重视，所以连教育部长都对小学生提出了要求，至少要有两种以上的体育特长。

（二）继发性型肥胖

脑部肿瘤、糖尿病前期、肾上腺皮质激素增生等引起。

三、护理诊断

可从成人和儿童两方面进行。

（一）成人

1. 体重指数法（BMI）

BMI（kg/m²）＝体重（kg）／身高的平方（m²）

例如，身高1.7 m，体重80 kg的人，其体重指数为 BMI＝80/1.7²＝27.68（kg/m²）

表7-12　BMI的评定标准

等级	BMI值
营养不良3级	<16
营养不良2级	16.0～16.9
营养不良1级	17.0～18.4
正常	18.5～22.9
肥胖前期	23.0～24.9
肥胖1级	25.0～29.9
肥胖2级	30.0～40.0
肥胖3级	>40

2. 标准体重法　标准体重（kg）＝身高（cm）－105

3. 腰围　男性腰围超过85cm，女性腰围超过80cm即为肥胖。

（二）儿童

1. 公式法　标准体重（kg）＝年龄×2＋8

轻度肥胖：超过标准体重的20%～30%。

中度肥胖：超过标准体重的30%～50%。

重度肥胖：超过标准体重的50%以上。

2. 体重指数法　公式与成人一样。

表7-13　儿童体重指数的判断标准

年龄	正常	超重	轻度肥胖	中度肥胖	重度肥胖
低于6岁	15～18	18～20	20～22	22～25	25～
6～11岁	16～9	19～21	21～23	23～27	27～

直通护考

患儿，男，5岁，体重26kg。该患儿为（　　）

A. 正常体重　　B. 轻度肥胖　　C. 重度肥胖　　D. 中度肥胖　　E. 极重度肥胖

正确答案：C

3. 脂肪率测定法 体重超标也不一定肥胖，主要以脂肪含量的大小为主。脂肪率的测量需要专门的设备。现在较常用的是带有脂肪率测量功能的体重秤。

四、护理措施

治疗肥胖症以控制饮食和增加体力活动为主。如无指征，不建议使用减肥药物。

（一）单纯性肥胖

1. 饮食 不提倡饥饿疗法。

（1）成人：轻度肥胖者，适当减少主食，限制脂肪、甜食糕点、啤酒等。多吃蔬菜，含糖量高的水果适量。中度及以上肥胖者，严格限制主食和含糖量高的零食，并限钠以避免出现水钠潴留（每天不超过6g）。饭前可以吃点黄瓜、萝卜之类能量低的蔬菜，以增加饱腹感。但是需要提供足够多的必需氨基酸（优质蛋白）、无机盐和维生素。

（2）儿童：必须限制饮食。不给刺激性调味品，可采用蒸、煮及凉拌等方式烹调食物。碳水化合物占45%～50%左右，蛋白质提高到40%以上。注意补充维生素和无机盐，但体重不宜降的太多，因为生长发育的儿童，只要体重增速低于身高，则就可能往健康方面发展。当体重降至正常的10%左右时即不再严格限制饮食。

2. 运动 减肥需要饮食和运动结合才能相辅相成。每天中等强度的运动至少30～60min，出汗的连续的运动，或每日1万步的慢跑或30～60min的球类运动。孩子可根据其喜好和实施的可行性，制定有计划、有规律的运动方案，游泳、跑步、打球、骑车、爬山等均可。

3. 心理疏导 很多肥胖患者带有自卑心理，由此带来的后果可能是破罐子破摔，也可能对恢复正常体重无信心，这就需要加以正确引导，并协助其坚持锻炼及控制饮食，以结果来加强信心。

（二）继发性肥胖

以治疗原发性疾病为主。

总之，肥胖的营养治疗是一项相对复杂和富有挑战的工程，患者本人需要面临心理、体力和意志力等各方面的考验，同时，也需要营养医师正规的专业指导。

知识链接

❧ 减肥不当可能引起不良后果 ❧

脑部——记忆力减退

头部——频繁脱发：严格素食可致体内脂肪和蛋白质均供应不足会使头发频繁脱落，发色也逐渐失去光泽。

皮肤——过早老化：过度减肥或减肥过快，会降低新陈代谢的速度，使皮肤失去光泽，弹性降低，过早老化。

减肥过快——胆结石 　　体重反弹——心脏病 　　青春期减肥——闭经

生育期减肥——不孕 　　哺乳期减肥——损害宝宝健康

五、健康指导

肥胖防重于治。肥胖是高血压、冠心病、糖尿病等的高危因素，而这些疾病是引起死亡非常重要的原因。由此应该做到：保持平和的心理、平衡膳食、适量运动、别把吃东西当成乐趣。

第四节　肝胆疾病的营养

要点导航

◎ **学习要点**

1. 常见的肝胆疾病。
2. 常见肝胆疾病的临床表现。
3. 常见肝胆疾病的营养治疗方法。

◎ **技能要点**

1. 病毒性肝炎的具体治疗措施。
2. 脂肪肝的营养要求。
3. 肝硬化的营养治疗注意要点。

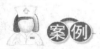 **案例**

王某，男，28岁，公司白领，办公室主任。身高：176cm，体重：70kg，腰围85cm。喜食肉、油炸食品，爱吃核桃，酷爱麻辣食品。平时工作接待多，经常喝酒，不爱喝水。2010年体检发现：血黏度高，甘油三酯高，B超显示肝脏轻度脂肪浸润。

问题：1. 该患者身体有什么问题？
　　　2. 引起该问题的因素有哪些？

一、疾病概述

肝脏和胆囊是非常重要的消化器官，肝脏是人体最大的消化腺，新陈代谢非常旺盛。大部分食物和药物均由此代谢。肝胆疾病的治疗与饮食关系密切。常见的肝胆疾病如下：

（一）病毒性肝炎

病毒性肝炎是由多种肝炎病毒引起的以肝细胞损害为主的全身性传染病。目前主要有甲肝、乙肝、丙肝、丁肝、戊肝、己肝、庚肝，最常见的是甲肝和乙肝。甲肝多为急性消化道传播，病后获得持久免疫力。乙肝多为慢性，经密切接触、血液和垂直传播，少数可发展为肝硬化和肝癌。

 知识链接

病毒性肝炎的传播途径

甲肝：消化道
乙肝：血液、垂直、密切接触、医源性传播
丙肝：血液、垂直、密切接触、医源性传播
丁肝：属于缺陷病毒。与乙肝相似，需要依赖乙肝生存
戊肝：消化道

（二）肝硬化

肝硬化是指由各种原因引起的肝细胞广泛变性和坏死纤维结缔组织弥漫性增生，导致肝脏解毒和过滤功能减弱的慢性疾病。肝硬化发生的原因有乙肝病毒、酒精、寄生虫、药物等，最常见的是乙肝病毒。

（三）脂肪肝

脂肪肝成为仅次于病毒性肝炎的第二大肝病，已被公认为隐蔽性肝硬化的常见原因。它是由于多种病因导致的脂肪在肝细胞中积累过多的病态，是肝脏对于损伤的常见反应，属于可逆性病变，持续地进行食物调节和运动可以恢复正常。

（四）胆囊炎

胆囊炎是细菌感染或化学性物质刺激引起的胆囊炎性病变。多见于中年人，女性多于男性。变体位常常能使疼痛加重，因此患者多喜欢向右侧静卧，以减轻腹疼。可分为急性胆囊炎和慢性胆囊炎。急性胆囊炎的典型表现为急性发作的右上腹持续或阵发性绞痛，可向右肩放射，胆囊区压痛或反跳痛，肌紧张；慢性胆囊炎是最常见的一种胆囊疾病，患者一般同时有胆结石。表现为反复发作且轻重不一的腹胀，右上腹及上腹不适或疼痛，伴嗳气泛酸等消化不良症状，进油腻食物症状加剧。

（五）胆结石

胆结石是胆囊结石和胆管结石（包括肝内胆管和肝外胆管）的总称。肝内胆管结石则以反复发作的右上腹部肝区闷胀疼痛为主，可伴有畏寒、发热等。但症状多不典型，往往误诊；胆总管结石的典型特征是绞痛、寒战高热、黄疸、早期休克；胆囊结石病以饱餐后出现突然发作之剧烈绞痛，难以忍受为特征。

二、护理评估

（一）肝脏疾病

1. 既往史　甲肝为曾在近期内接触过甲肝患者；乙肝可能与患者密切接触、接受患者血液或有家族史；脂肪肝有饮酒、饥饿、营养不良、肥胖、糖尿病及独用皮质激素和四环素等病史；肝硬化有酗酒、病毒性肝炎、过度使用药物等。

2. 诱因　压力过大、生活不规律、交际性饭局频繁等。

（二）胆囊疾病

1. 既往史　胆囊炎有细菌感染、化学刺激等病史；胆结石者有高脂饮食、节食、吃甜食和肥胖病史，常吃草酸含量高的食物。

2. 诱因　饮食结构不合理、蛔虫病史等。

三、护理问题

（1）饮食结构不合理：高脂、甜食吃得多、饮酒等。

（2）肥胖：各种原因引起。

（3）减肥用饥饿疗法。

（4）生活习惯不好：如不用公筷、共用餐具等。

（5）遗传：父母患有乙肝等。

（6）皮质激素等药物使用。

四、护理措施

（一）病毒性肝炎

1. 甲肝　清淡易消化饮食。早期低脂、高碳水化合物、高纤维素，少量多餐。比如蔬菜粥、蔬菜汤等。症状控制后，予以高蛋白、高维生素饮食，少吃辛辣食物。蛋白如乳类、蛋类、鱼虾类、豆制品等，鸡肉需要去皮以减少脂肪摄入。多吃水果和蔬菜增加维生素和无机盐，因肝功能受损可导致营养素吸收不佳。这段时间可选用皮蛋瘦肉粥、西红柿蛋汤等。

2. 乙肝　饮食需要特别注意，避免向肝硬化和肝癌发展。

（1）戒酒：因为酒本身也可导致肝硬化。

（2）尽量不用药物：肝脏具有解毒、代谢、过滤等功能，"是药三分毒"，即使是保肝药也有损害。

（3）少吃烟熏、烘烤、油炸及未腌制好的食物，以免诱发肝癌的发生。

（4）蛋白适量：因为肝脏病变导致胰液和胆汁分泌不足，过多的蛋白质会导致消化不良和腹胀，并有可能增大肝血流量，引起门脉压增高。提供能量占总能量的 10% 左右即可。

（5）严禁吃霉变的花生、玉米及葵花籽，因为这些食物含有黄曲霉毒素。

（6）低脂饮食。

（7）控制情绪：中医把生气称为肝火旺，说明其有损肝作用。

（8）每天喝水 2000ml 以上。

（9）多吃新鲜的水果和蔬菜。

直通护考

原发性肝癌患者的适宜饮食是（　　）

A．禁食　　　　B．植物蛋白质饮食　　　C．高蛋白高纤维素饮食

D．低盐饮食　　E、温凉流质饮食

正确答案：C

 知识链接

◎ **原发性肝癌饮食原则** ◎

1．日常饮食要定时、定量、少食多餐以减少胃肠道的负担。

2．要保持大便通畅，便秘患者应吃富有纤维素的食物及每天喝一些蜂蜜。

3．坚持低脂肪、高蛋白质易消化食物，如瘦肉、鸡蛋及酸奶、鲜果汁、鲜菜汁。

4．常吃含有抑癌作用的食物，如芥蓝、包心菜、胡萝卜、油菜、植物油、鱼等。

5．食物要新鲜，不吃发霉变质的饮食。

6．多吃含维生素 A、维生素 C、维生素 E 的食品，多吃绿色蔬菜和水果。

7．主要食物应包括：牛奶、鸡蛋、豆浆、藕粉、果汁、菜汁、瘦肉泥、肝泥等。

3. 脂肪肝

（1）绝对禁酒。

（2）少吃动物油，不吃动物内脏和油炸食品，禁吃夜宵。

（3）每天吃新鲜蔬菜至少500g，多吃素豆制品。

（4）不喝全脂奶和纯牛奶。

（5）多吃降脂食品，如燕麦、小米、黑芝麻、黑木耳、海带等食物。

4. 胆囊炎

（1）胆囊炎在急性发作期，应吃低脂肪、低蛋白、少量易消化的流食或半流食，忌食油炸、煎的食物，忌食蛋类、肉汤及饮酒；随着病症的消退可逐渐加入少量脂肪及蛋白食物，如瘦肉、鱼、蛋、奶和水果及鲜菜等。

（2）慢性胆囊炎患者，少吃多餐，刺激胆汁分泌。补充足够的液体，每天不低于2000ml，以稀释胆汁。

（3）勿吃动物脑、肾、蛋黄、油炸食物、辛辣品。

5. 胆结石

（1）维持正常体重。

（2）禁止暴饮暴食。

（3）坚持吃早餐。

（4）少吃草酸含量高的食物，如扁豆、菠菜、无花果等。

（5）不可饮酒和进食辛辣食物，宜多吃萝卜、青菜、豆类、豆浆等副食。

五、健康指导

肝胆疾病患者健康指导可从以下几个方面进行：

（1）心理：保持心态平和，避免暴怒伤肝。

（2）饮食：忌辛辣、烟熏、烘烤、腌制、高脂、发霉食物，严禁饮酒。

（3）合理锻炼。

第五节 肾脏疾病的营养

要点导航

◎ **学习要点**

1. 常见的肾脏疾病。

2. 常见肾脏疾病的临床表现。

3. 常见肾脏疾病的营养治疗方法。

◎ **技能要点**

1. 肾病综合征的饮食要求。

2. 肾小球肾炎的饮食注意要点。

3. 尿毒症的饮食治疗要点。

一、疾病概述

（一）肾病综合征

肾病综合征是由于肾小球滤过膜通透性增加伴有肾小球滤过率降低，大量血浆蛋白由尿中丢失引起的综合征。临床上可分为原发性和继发性两种，典型表现为大量蛋白尿、低蛋白血症、高度水肿、高脂血症。

（二）肾小球肾炎

肾小球肾炎是指发生于双侧肾脏肾小球的变态反应性疾病。多有溶血性链球菌感染史，分为急性和慢性二种。

急性肾小球肾炎临床上表现为起病急，以血尿、蛋白尿、水肿、高血压和肾小球滤过率下降为特点的肾小球疾病故也常称为急性肾炎综合征，好发于 4～14 岁儿童。

慢性肾小球肾炎是指起病隐匿，病情迁延，病变进展缓慢，最终将发展成慢性肾衰竭的肾小球疾病。主要临床表现为蛋白尿、血尿、水肿、高血压、肾功能损害。可发生于任何年龄，但以青、中年男性为主。起病方式和临床表现多样，多数起病隐袭、缓慢。一般而言，凡有尿检异常（血尿、蛋白尿、管型尿）、水肿及高血压病史，病程迁延，无论有无肾功能损害均应考虑此病。

（三）尿毒症

尿毒症是由各种肾病引起肾功能衰竭，使身体代谢的尿素等有害物质不能排除体外而对身体产生的毒害。

二、护理评估

（一）肾病综合征

发病前是否患过糖尿病、免疫性疾病、乙肝、循环系统疾病及药物中毒等，可帮助区别是原发性还是继发性疾病。

（二）肾小球肾炎

病前是否患过扁桃体炎、副鼻窦炎、扁桃体周围脓肿、猩红热、风湿热等溶血性链球菌感染症状；有无其他原因引起的抵抗力低下等。

（三）尿毒症

有无肾病病史。

三、护理问题

（一）肾病综合征

（1）高度水肿，早期从眼睑开始，逐渐蔓延到全身。

（2）大量蛋白尿。

（3）以白蛋白下降为主的低蛋白血症。

（4）高脂血症。

（二）肾小球肾炎

1. 急性肾小球肾炎

（1）水肿：与肾小球滤过率下降、水钠潴留有关。

（2）活动无耐力：与高血压、水肿等急性发作期症状有关。

（3）有皮肤完整性受损的危险：与抵抗力低下、水肿有关。

（4）自我保健意识不够。

（5）有潜在并发症急性肾衰、高血压脑病及左心衰的危险。

2. 慢性肾小球肾炎

（1）水肿：与肾小球滤过率下降和水钠潴留有关。

（2）营养失调：与低蛋白血症和限制蛋白摄入有关。

（3）严重焦虑：与疾病发展有关。

（4）有潜在产生并发症慢性肾衰的危险。

（三）尿毒症

（1）食欲不振：尿中毒素引起。

（2）高血压：水钠潴留所致，凝血功能差者有出血的危险。

（3）眼睑浮肿，中晚期下肢浮肿。

（4）夜尿多，到后期可发展至少尿。

（5）全身乏力、酸痛。

四、护理措施

（一）肾病综合征

以清淡、易消化的半流质饮食为主。

1. 限钠　每天不超过2g。严禁食用腌制食品以免加重水肿，浮肿消退后逐渐恢复正常饮食。

2. 限蛋白　每天一个鸡蛋或相当于一个鸡蛋重量的鱼、瘦肉、豆制品等，以优质蛋白为主。适量蛋白有助于低蛋白血症的控制，但是较多蛋白可加速肾小球非炎性硬化，限制蛋白摄入可减缓慢性肾功能损害的发展。

3. 限脂肪　限制动物内脏、鸡皮、肥肉及鱿鱼等摄入，以避免加重高脂血症。

4. 高维生素和高矿物质饮食　因尿量增加丢失了过多的无机盐和维生素，因此需要多吃蔬菜、水果、粗粮、虾等补充。利尿的蔬菜和水果有冬瓜、苦瓜、西红柿、鱼腥草、西瓜、葡萄、橘子等。

5. 碳水化合物　一般不限制。

（二）肾小球肾炎

1. 急性肾小球肾炎

（1）水果：适量。如果有肾衰和高血压者不能吃水果，因其含钾较高。

（2）限盐：遵循禁盐－少盐－正常原则。如血压高、浮肿明显则禁盐，到肾功能好转，尿量逐渐增多时，可以慢慢恢复正常。

（3）限蛋白：选用优质蛋白（肉、蛋、奶及大豆制品），每天约30g（相当于半个鸡蛋）。

（4）水：根据水肿及排尿量来决定，如果浮肿显著或尿量少者，每天限制在1000ml以内（包括输液、喝药、饮食等）。

（5）给予足够的碳水化合物。

2. 慢性肾小球肾炎　常规给予低盐、适量蛋白质、低磷、高维生素饮食。氮质血症者限制在每天50g左右，高血压者限制钠摄入，浮肿者限制水分。

（三）尿毒症

（1）限盐：对血液患者来说，限盐比限水更重要。

（2）限制食物中钾的摄入：高钾血症对心肌细胞有毒性作用，可诱发各种心律失常，严重者心室颤动、心搏骤停。可通过浸泡、煮沸、超低温冷藏等方法除去食物中的钾。高钾食物有蔬菜、水果、坚果类、薯类、蘑菇、可可、巧克力、速溶咖啡等。

（3）维持水平衡：可预防并发症，提高存活率。原则上每日进水量尿量＋透析超滤水量/透析间隔天数＋500 ml（为1天机体无形失水量）。判断水分限制的最好指标是体重的变动，透析间期体重不应超过1kg/d。

（4）补充足够的钙，预防骨质疏松。

（5）给以足够的热量。

（6）适量的优质蛋白质。

五、健康指导

（1）高热量、高维生素、易消化饮食。

（2）有水肿和高血压者限制水分和盐。

（3）保持乐观的情绪。

（4）生活规律。

（5）患者学会如何控制饮水量、自我监测血压等。

第六节 糖尿病的营养

要点导航

◎ **学习要点**

    1. 糖尿病的临床表现。

    2. 糖尿病分型。

    3. 糖尿病的饮食护理。

◎ **技能要点**

    1. 糖尿病饮食计算。

    2. 糖尿病食谱制定。

 案例

    小王今年15岁，身高1.7m，体重108kg。超过标准体重的200%。由于重度肥胖症入院。体查：血压95/162mmHg，实验室检查空腹血糖9.3mmol/L。小王从2岁起，喜欢吃甜食、油炸食品、洋快餐等，父母认为孩子"能吃是福"，所以不加阻止。另外。小王还很宅，喜爱电子游戏和看电视。

    问题：1. 小王有可能患了什么病？

            2. 该病的病因是什么？

一、疾病概述

    糖尿病是由于胰岛素分泌绝对或相对不足，以及靶组织细胞对胰岛素敏感性降低，引起糖、蛋白质、脂肪、水和电解质等一系列代谢紊乱的慢性疾病。临床症状有多饮、多食、多尿和体重减少（即"三多一少"），目前居于死因第三位。主要分为1型糖尿病、2型糖尿病、妊娠糖尿病及其他类型的糖尿病。其中2型约占90%。

    1型糖尿病又称胰岛素依赖型，它是一种自体免疫疾病，多发生于青少年。

    2型糖尿病又叫胰岛素非依赖型，多在35～40岁之后发病。

妊娠糖尿病是指妇女在妊娠时患上的糖尿病。妊娠糖尿病更容易发生在肥胖和高龄产妇。临床数据显示大约有 2%～3% 的女性在怀孕期间会发生糖尿病，患者在妊娠之后糖尿病自动消失。有将近 30% 的妊娠糖尿病妇女以后可能发展为 2 型糖尿病。

二、护理评估

（1）"三多一少"症状。

（2）有无家族史。

（3）抵抗力是否低下。

（4）空腹尿糖阳性，空腹和餐后血糖增高超过正常范围。

（5）有无因病导致的焦虑等症状。

三、护理问题

（1）排尿异常：与渗透性利尿有关。

（2）营养不良：与胰岛素代谢紊乱有关。

（3）有感染的危险：与抵抗力低下有关。

（4）有潜在并发症危险：低血糖及其所致的昏迷、糖尿病痛症酸中毒等。

四、护理措施

糖尿病一般与食肥甘厚味辛辣之品有关，严格控制饮食对本病的恢复很重要。

（一）1 型糖尿病的饮食护理

饮食是治疗糖尿病的基础，1 型糖尿病的饮食治疗应结合个人的口味和嗜好，与胰岛素治疗同步进行。这有助于控制血糖，促进康复。

1. 热量　该型糖尿病患者多为青少年儿童，所以应满足其生长发育的需要，超重则需要限制。

2. 纤维素　适量，过多易致腹胀不适，影响无机盐的吸收。

3. 脂肪　比平时稍高。约占总能量的 30%。

4. 蛋白质　以优质蛋白为主。

5. 水果　热量多的水果少吃，如火龙果、香蕉等。

（二）2 型糖尿病的饮食护理

1. 总能量计算　可以根据年龄、性别、身高、体重、血糖的高低及有无并发症等进行确定，最终目的是维持标准体重。可以用两种方法。

（1）标准体重法

①标准体重 = 身高（cm）－ 105

知识链接

超重或消瘦计算公式为：（实测体重 － 标准体重）÷ 标准体重

肥胖：超过标准体重的 20%

消瘦：低于标准体重的 20%

表 7 - 14　成年人糖尿病患者能量供给量（kcal/kg/日）（标准体重法）

体型	休息	轻体力劳动	中等体力劳动	重体力劳动
正常	22.5	30	35	40
消瘦	30.0	35	40	48
肥胖	17.5	23	30	35

②全天总热量（kcal）＝标准体重×相应情况下能量供给量（kcal/kg/d）

③三大供能物质比例：碳水化合物——55%～65%（平均60%）

蛋白质 ——10%～20%（平均15%）

脂肪 ——20%～30%（平均25%）

④全日营养物质总量碳水化合物(g)＝（全日总热量×60%）÷4

蛋白质（g）＝（全日总热量×15%）÷4

脂肪（g）＝（全日总热量×25%）÷9

⑤三餐营养素比例：3：4：3

例1：男，48岁，糖尿病患者，教师（属于轻体力劳动），身高168cm，体重79kg。无并发症，口服降糖药。

标准体重＝168－105＝63kg

超重百分比＝（79－63）÷63＝16÷63＝25.40%，超过20%属于肥胖体型。

全天总热量＝63×23＝1449（kcal）

三餐比例：

早餐＝1449×30%＝434.7（kcal）

中餐＝1449×40%＝579.6（kcal）

晚餐＝1449×30%＝434.7（kcal）

直通护考

患者，男，52岁，患2型糖尿病，身高165cm，体重80kg，从事轻体力劳动，该患者每天需要的热能为（　　）

A.15～25 kcal/kg　　B.25～35 kcal/kg　　C.35～45 kcal/kg

D.45～55 kcal/kg　　E.55～65 kcal/kg

正确答案为A。

解析：（1）标准体重＝165－105＝60kg

（2）标准体重的10%为6 kg，20%为12 kg，即达到肥胖的标准为超过72 kg。也就是说该患者为肥胖。

（3）查表7－15，轻体力劳动为23 kcal/kg/日，则每天需要的总热能为60×23＝1380（kcal）

每天每公斤需要的能量为1380÷80＝17.25（kcal）

从以上的几个选项来看，只有A符合条件。

（2）体重指数法

①体重指数（BMI）＝体重（kg）／身高（m²）

表7-15　成年人糖尿病患者能量供给量（kJ／kg／日）（体重指数法）

体型	休息	轻体力劳动	中等体力劳动	重体力劳动
正常	84～105	126	146	167
消瘦	105～126	146	167	188～209
肥胖	63～84	84～105	126	146

②全天总热量＝体重指数×相应情况下的能量供给量（kJ／kg／d）

其他的标准体重相同。以例1为例，

体重指数BMI＝79÷1.68²＝27.99（kg／m²）

查表7-12，该患者属于肥胖1级，与标准体重法相似。由此根据表7-15，得：能量供给量为84～105，因为需要减肥，所以取下限84，可算出：

全天总热量＝79×84＝6635 kJ

根据公式1cal＝4.2J，标准体重全天总热量为1449×4.2＝6085.8 kJ，与体重指数法接近。

2. 合理安排三大供能营养素

（1）碳水化合物：约占总能量的60%，每天控制在300g以内。碳水化合物的控制是对能量最重要的把关。在我国，碳水化合物的来源有大米、面食、玉米、荞麦、土豆、番薯、山药等。相对而言，粗粮致血糖升高的速度比细粮低，所以应粗细搭配，粗粮居多。尽量少吃或不吃升血糖快的食品如蔗糖、蜂蜜、巧克力及其他糖果等。儿童、孕妇及哺乳期妇女可根据情况适当增加，不过需要随时监测血糖，随时做出调整。

以例1为例，每天碳水化合物需要如下：

碳水化合物＝（1449×60%）÷4＝217.4（g）

217.4÷50＝4.3（两）

（2）蛋白质：一般占总能量的15%左右，特殊人群（儿童、孕妇、消瘦等）可达20%。来源以瘦肉、牛奶及大豆制品为主，在肝肾受损时应酌情减少。

以例1为例，每天蛋白质需要如下：

蛋白质＝（1449×15%）÷4＝54.3（g）

54.3÷50＝1.0（两）

（3）脂肪：约占总能量的25%，最高不超过30%，植物脂肪多于动物脂肪。

以例1为例，每天脂肪的需要量如下：

脂肪＝（1449×25%）÷9＝40.2（g）

40.2÷50＝0.8（两）

3. 适当补充矿物质和维生素

（1）限钠：因为糖尿病患者很多均伴有高血压和肥胖症，所以需要低盐饮食，每天4g左右。

（2）补钙：避免骨质疏松症的发生。

（3）锌：增加胰岛素活性。可以吃瘦牛肉、牛奶、蛋类牡蛎等补充。

（4）铬：增强胰岛素的作用。常见的食物有蘑菇、牛肉、肝脏等。

（5）水溶性维生素：足量供给，多吃全麦食品、牛奶、草莓等。

4. 其他 戒酒，多吃含有膳食纤维高的蔬菜和粗粮。

（三）糖尿病食谱编制

以上对各种营养素进行了量的计算，下面需要把各营养素转换为具体的食物。各种食物之间能够相互代替，目前使用比较广泛的是食品交换法。

（1）食品交换法的含义。

（2）食品交换法是指把产生 80kcal 热能的食品重量称为 1 个交换单位。

把每天的总热量换算成食品单位数，以例 1 为例，食品单位数为 1449 ÷ 80 = 18.1。

（3）同类食品可以用食品单位互换，如马铃薯一个食品单位的重量为 104g，大米为 24g，即如果需要 90kcal 热能，用 24g 大米和 104g 马铃薯是一样的。

2. 各类食物每个交换单位重量为

1 份生主食：25g，包括大米、小米、面粉、玉米、高粱、荞麦及粉条等。

1 份新鲜蔬菜：500g 左右，有白菜、西红柿、黄瓜等。

1 份水果：200g。1 份肉类：25g。1 份油脂：10g。

因为 25g 为半两，500g 是 1 斤，通俗说法是半两粮、1 斤菜、1 个蛋、1 两肉、半袋奶、4 两水果都可以当作 1 个食品交换份。

3. 食品等值交换表

（1）谷薯类：碳水化合物含量高，见表 7 – 16。

表 7 – 16 等值谷薯类食品交换表

分类	重量（g）	食物
主食	25	大米、面粉、高粱、玉米等
糕点	20	饼干、蛋糕等
新鲜食品	100	马铃薯、红薯、嫩玉米等

（2）蔬菜类：维生素和无机盐含量高，见表 7 – 17。

表 7 – 17 等值蔬菜类食品交换表

分类	重量（g）	食物
叶、茎、花瓜、茄类等	500	白菜、花菜、苦瓜、西红柿、茄子、白萝卜等
鲜豆类	250	豇豆、四季豆、豌豆、毛豆等（净食部）
其他	200	胡萝卜等

（3）水果：无机盐含量较高，维生素也多，见表 7 – 18。

表7-18 等值水果类食品交换表

重量（g）	食物
750	西瓜
250	草莓、葡萄、菠萝、橘子等
200	苹果、李子等
100	香蕉、新鲜枣子

（4）蛋白类

表7-19 等值蛋白类食品交换表

分类	重量（g）	食物
畜肉类	50	猪肉、鱼肉、牛肉、羊肉等
禽肉类	50	鸡肉、鸭肉等
蛋 类	55	鸡蛋、鸭蛋等
	50	豆腐干、豆腐丝
豆制品	20	黄豆
	200	豆腐脑

（5）油脂类：包括动物油、植物油及坚果类，如花生、核桃等。

表7-20 等值油脂类食品交换表

重量（g）	食物
9	豆油、麻油、菜油、花生油
15	玉米油、花生米、芝麻酱等
30	葵花籽、南瓜子

4. 一日食谱制定 根据每份交换单位产生90kcal热能计算，为例1中的患者拟定一日食谱。

例1中患者全天总热量为1449kcal，则总交换单位为1449÷90=16.1，根据各营养素比例，碳水化合物为60%，则碳水化合物的交换单位为16.1×60%=9.66，再根据每份碳水化合物为25g，也就是说，该患者需要碳水化合物为9.66×25=241.5g，蛋白质16.1×15%×25=60.4g，脂肪16.1×25%×10=40.3g，与标准体重法计算结果基本吻合。根据三餐比例3∶4∶3，拟定一日食谱如表7-21。

表7-21 糖尿病患者等值互换参考食谱

类别	交换单位	食物
早餐	4.8	蛋白质2.0个单位（煮鸡蛋一个），谷类2.8个单位（馒头70g）
中餐	6.4	谷薯类4.0个单位（大米100g）、肉类1.0个单位（牛肉50g）、油脂1.0个单位（花生油10g）、蔬菜0.4个单位（苦瓜50g，西红柿150g）
晚餐	4.8	谷类2.0个单位（面条50g），油脂1.0个单位（10g），瘦肉1.0个单位（25g），蔬菜0.8个单位（小白菜300g，韭菜100g）

5. 糖尿病特殊人群饮食护理

（1）妊娠糖尿病：严格监测体重和血糖、血压，适当限盐，酌情增减。

（2）酮症酸中毒：营养液严格计算再进行输液或鼻饲。

（3）肥胖患者：不能过度减肥，在饮食中适当增加蛋白质，减少油脂的摄入。

五、健康指导

（1）建立良好的生活方式，预防肥胖、高血压、冠心病等高危因素。

（2）如果已经患上糖尿病，不能盲目减肥，避免引起低血糖。

（3）注意控制饮食，调整情绪，减少并发症的发生。

（4）不要把花生、糕点等当零食吃，因为这些也是高能量物质。

第七节　恶性肿瘤的营养

要点导航

◎ **学习要点**

1. 饮食中常见的致癌物质。

2. 与饮食关系密切的癌症。

◎ **技能要点**

1. 知道常见的防癌食品。

2. 癌症患者的饮食护理。

 案例

患者，女性，59岁，家庭妇女，C型性格（内向），平时以做饭和打扫卫生为主，家中厨房无窗户，其丈夫好抽草烟。近日咳嗽不断，经抗炎杀菌治疗无明显好转，最近感觉瘦了许多。

问题：1. 该患者最可能患了什么病？

2. 患上该病的原因有哪些？

一、疾病概述

恶性肿瘤是指体细胞发生突变引起的组织不正常的增生，根据癌变组织不同分为癌症和肉瘤。

随着经济的不断发展，食物的种类越来越丰富，温饱不再是困扰人们的首要问题。但是，随之而来的食品问题也向人类提出了挑战。21 世纪以来，牛奶出现了三聚氰胺和黄曲霉毒素，饭桌上经常有地沟油，矿泉水和饮料里发现了塑化剂，猪肉里查出了瘦肉精，苹果的生长过程使用了药袋，洋快餐用的鸡仅用 45 天就长成，甚至连土豆削了皮都难以变色，更不用提那些说不清道不明的转基因食品，食品问题呈现出井喷趋势。据世界卫生组织统计，恶性肿瘤已经居于死因第二位，仅次于心脑血管疾病。

（二）护理评估

1. 生活方式

（1）是否爱吃烟熏、烘烤、油炸食品。

（2）是否爱吃腌菜（易受 N－亚硝基化合物污染）。

（3）是否吃过发霉的花生和玉米等受黄曲霉毒素污染食品。

（4）有无酗酒。

2. 性格 C 型性格者易患恶性肿瘤。C 型性格是指性格内向，不善于表达，什么事都闷在心里的人。

二、护理问题

与饮食有关的恶性肿瘤有：

1. 食管癌 有进行性的吞咽困难。

2. 胃癌 胃痛反复规律的发作，并且越来越痛。

3. 肝癌 右上腹进行性疼痛，有时有包块。

4. 结肠癌 便血。

5. 直肠癌 大便变形，便血。

 知识链接

8 种癌症的早期症状

食管癌：进行性的吞咽困难，异物感。

胃癌：胃痛进行性加重，突然出现原因不明的消化不良和饱腹感，较顽固。

直肠癌：下坠感明显伴有大便形状改变和便血。

鼻咽癌：病变在单侧，如单侧出血、耳鸣、头痛、淋巴结肿大等。

脑瘤：晨起头剧痛，喷射性呕吐，呕吐后头痛减轻。

肺癌：咳嗽治疗无效，咯血。

乳腺癌：包块、皮肤橘皮样变、异常分泌物等。

白血病：发热、出血、贫血。

三、护理措施

（1）清淡易消化饮食，少吃多餐。

（2）维生素丰富，色香味俱全。

（3）少抽辛辣油腻食物。

（4）尽量多吃抗癌食品海带、香菇等。

（5）如果进食有困难，可以采用鼻饲或肠外营养。

 知识链接

❧ 常见的抗癌食品 ❧

杏仁：含有核黄素、镁、铁、钙、植物蛋白等，可代替部分肉类，有利于心脏健康。

苹果：苹果的果胶是可溶性纤维的良好来源，可用以降低血液中的胆固醇和血糖含量。更含有大量的维生素 C，是最佳的抗氧化剂，护身体细胞免受损害。此外，它还能促进铁的吸收。

西兰花：含有丰富的叶酸、维生素 C 和维生素 A。

菠菜：含有丰富的维生素 A、维生素 C 和叶酸，它也是镁元素的良好来源。

小麦胚芽：是维生素 A、叶酸、镁、磷和锌的重要来源之一。此外，它还含有蛋白质、纤维和脂肪，可防治多种疾病。

四、健康指导

癌症治疗和预后均不理想，所以防胜于治。

（1）粗细搭配：营养素更为全面。

（2）以植物性食物为主，多吃新鲜的蔬菜和水果，放置过久则不要吃，否则也会摄入亚硝酸盐。

（3）维持正常体重。

（4）少吃含有防腐剂等食品添加剂的垃圾食品。

（5）建议不饮酒。

（6）少吃红肉（猪、牛、羊肉等），多吃白肉（鸡、鸭、鱼等等）。

（7）限盐：每天不超过 6g。

（8）不吃炒菜时锅里炒糊的"锅巴"。

知识链接

❧ 大蒜怎么吃最好？ ❧

大蒜素是大蒜中主要的杀菌和抗癌物质。很多人认为大蒜整个生吃最好，其实不然。大蒜需要先剁碎，在空气中放置一段时间后，与氧气充分接触氧化后才产生大蒜素。

第八节　骨质疏松的营养

要点导航

◎ **学习要点**

1. 骨质疏松的主要临床特点。
2. 骨质疏松的病因。
3. 骨质疏松的临床护理措施。

◎ **技能要点**

1. 阻碍钙吸收的食物。
2. 影响钙吸收的食物。

一、疾病概述

骨质疏松是指骨结构改变、骨量减少，导致骨的脆性增加，进而出现易骨折的一种全身性疾病。

骨质疏松可由以下原因引起：

（1）户外活动不够：这可导致维生素 D 缺乏。

（2）皮质激素增多：可引起脱钙。

（3）地方性氟中毒：氟阻碍钙的吸收。

（4）钙摄入不够：由于饮食习惯或爱好等原因，导致钙吸收较少，不足以供给机体利用。尤其当下以瘦为美，许多不科学的减肥方式也导致了骨质疏松的发生。

（5）废用性骨质减少：缺乏锻炼的时间过长所致。

（6）更年期妇女和老年人钙吸收和利用能力减退。

二、护理评估

（1）是否属于地方性氟病病区：有患氟骨症的危险；

（2）户外活动时间不够，可使钙吸收不良；

（3）自我保健意识不强，饮食结构不合理。

（4）运动时间不够，有废用性骨减少的危险。

（5）更年期妇女未及时补钙。

三、护理措施

（1）补钙：一般以食补为主。如牛奶、骨头汤、豆制品及因饮用地下水都有助于补钙。

（2）补磷：钙磷具有协同作用，能帮助钙更好地吸收。大麦、小麦、白木耳、莲子等含磷均较多，可酌情加减。

（3）补维生素 D：以户外活动为主。饮食中适当吃一些肝脏、蛋黄等辅助补充。

（4）去草酸、植酸：如菠菜可用开水烫一下再炒，能有效地去除植酸，膳食纤维不能过多，否则里面的葡萄糖醛酸也会与钙结合，引起骨质疏松。

（5）限脂肪：饱和脂肪酸过多能与钙形成不溶性钙皂，影响骨质形成。

（6）适当运动有助于骨骼健壮。

（7）地方性氟病地区可从预防氟中毒开始。

（8）需要减肥者，体重下降不能过快，一个月减 1kg 左右即可，并注意补充高钙食品。

（9）更年期妇女在食补的基础上，适当补充钙片。

直通护考

女性患者，54 岁，48 岁绝经。腰背痛 3 年，身高比原来矮 3cm，3 天前在家里摔倒，左手撑地，起来后感觉腕关节处非常疼痛。X 线检查：左桡骨远端骨折。实验室检查肝肾未见异常。则该患者骨折的原因是（　　）

A. 绝经引起的骨质疏松　　　B. 老年性骨质疏松　　　C. 废用性骨质疏松

D. 继发性骨质疏松　　　E. 特发性骨质疏松

正确答案选 A。

解析：更年期妇女饮食不当，或补钙不足，极易导致骨质疏松。女性雌激素是帮助骨骼有效吸收钙质、增加骨骼密度的最佳法宝。

四、健康指导

（1）合理膳食：增加钙吸收量，减少破坏钙吸收的影响大的食品摄入。

（2）锻炼身体尽量在户外。

（3）更年期妇女及老年人及时补钙。

（谭其菊　丁丽华）

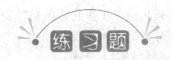

A₁ 型题

1. 高血压与营养素关系不正确的是（　　）

 A. 与钠盐摄入呈正相关　　　　　　B. 蛋白质是独立危险因素

 C. 与膳食中镁呈负相关　　　　　　D. 与胆固醇、脂肪总量呈正相关

 E. 酒精与血压的关系没有确切结论

2. 高血压饮食治疗不正确的是（　　）

A. 适量控制能量   B. 适量控制食盐量

C. 降低脂肪和胆固醇摄入   D. 防治肥胖

E. 利尿排钾

3. 高血压饮食禁忌食品是（   ）

A. 腌制品、浓茶、咖啡   B. 牛奶、鱼、虾

C. 豆制品   D. 芹菜、胡萝卜

E. 银耳、木耳

4. 与消化性溃疡形成相关的因素是（   ）

A. 胃酸和胃蛋白酶   B. 唾液淀粉酶和溶菌酶

C. 胰蛋白酶和多肽酶   D. 胰糜蛋白酶和脂肪酶

E. RNA 酶和 DNA 酶

5. 十二指肠溃疡疼痛的特点是（   ）

A. 餐后即痛，持续 2h 后缓解

B. 餐后 1h 开始，持续 2h 后缓解

C. 餐后 2h 开始，持续 2h 后缓解

D. 餐后 3～4h 开始，进餐后缓解

E. 无规律性

6. 急性胃炎的膳食治疗原则不包括（   ）

A. 去除致病因素   B. 普通流质饮食

C. 早期清流质饮食   D. 大量饮水

E. 少量多餐，每日 5～6 餐

7. 下列哪一项不符合慢性胃炎的膳食治疗原则（   ）

A. 戒烟酒   B. 补充多种维生素

C. 食物选择不受限制   D. 保持食物酸碱平衡

E. 少量多餐

8. 女，42 岁，自去年夏季以来每天发生空腹痛，进食后疼痛缓解。常伴有恶心、呃逆、反酸。查体：在剑突右侧有局限压痛，无反跳痛。该患者可能的诊断是（   ）

A. 十二指肠溃疡   B. 慢性胃炎

C. 胃溃疡   D. 急性胃炎

E. 食管憩室

9. 做何种检查可以确诊（   ）

A. 化验胃酸   B. 胃镜   C. CT   D. B 超

E. 化验血常规

10. 目前认为消化性溃疡是何种细菌感染（   ）

A. 链球菌   B. 大肠杆菌   C. 肺炎双球菌   D. 幽门螺杆菌

E. 痢疾杆菌

11. 一般中、青年人的中、轻度肥胖和某些老年性肥胖，多数属于（   ），

采用饮食疗法很有效。

  A. 体质性肥胖   B. 继发性肥胖   C. 获得性肥胖   D. 遗传性肥胖

  E. 传染性肥胖

12. 肥胖的指数百分比的计算方法是（   ）

  A. 实际体重/理想体重×100%

  B. （实际体重－理想体重）/理想体重×100%

  C. （实际体重－理想体重）/实际体重×100%

  D. （理想体重－实际体重）/理想体重×100%

  E. 理想体重/实际体重×100%

13. 专家研究统计：父母双方都肥胖，他们的子女有（   ）可能成为胖子

  A. 100%   B. 80%   C. 60%～80%   D. 40%

  E. 20%

14. 专家研究统计：父母双方中有一方肥胖，他们的子女有（   ）可能成为胖子。

  A. 100%   B. 80%   C. 60%～80%   D. 40%

  E. 20%

15. 专家研究统计：父母双方均不胖，他们的子女有（   ）可能成为胖子。

  A. 100%   B. 80%   C. 60%～80%   D. 40%

  E. 10%

16. 造成肥胖的原因有（   ）

  A. 吃得多   B. 运动少   C. 疾病引起   D. 遗传

  E. 以上均是

17. 热量过多可转变为（   ）

  A. 碳水化合物   B. 脂肪   C. 蛋白质   D. 无机盐

  E. 维生素

18. 肥胖指数百分比在（   ）为中度肥胖

  A. 5%～10%   B. 10%～25%   C. 40%   D. 25%～40%

  E. 50%

19. 体重指数超过25时，属于（   ）

  A. 正常   B. 超重   C. Ⅰ度肥胖   D. Ⅱ度肥胖

  E. Ⅲ度肥胖

20. 减肥不当可引起不良后果，如果严格素食，会出现（   ）

  A. 脱发   B. 猝死   C. 胆结石   D. 脱水

  E. 脂肪肝

21. 减肥过快，可导致（   ）

  A. 不孕   B. 胆结石   C. 脱发   D. 猝死

  E. 脂肪肝

22. 减肥过多，会导致（   ）

    A. 未老先衰　　　　　B. 记忆力减退　　　　C. 胆结石　　　　D. 不孕

    E. 猝死

23. 肝性脑病患者应当（　　　）

    A. 供给足够的能量和蛋白质　　　　　　　B. 给予足量脂肪以提供能量

    C. 供给足量的糖和钠盐　　　　　　　　　D. 每天给水不少于250ml

    E. 给予足量的碳水化合物

24. 在我国肝硬化的主要病因是（　　　）

    A. 酒精中毒　　　　　B. 中毒性肝炎　　　　C. 病毒性肝炎

    D. 营养失调　　　　　E. 慢性肠道感染

25. 对肝硬化患者的护理是（　　　）

    A. 应该严格限制蛋白质，以预防肝性脑病的发生

    B. 可以进食普通食物，无特殊要求

    C. 少量饮酒可以扩张血管改善门静脉循环

    D. 避免粗糙食物

    E. 腹水时，每天给水量不能少于1500ml

26. 胆结石引起急性胆囊炎发作，非手术治疗期间哪项饮食指导不妥（　　　）

    A. 低脂饮食　　　　　B. 多吃油炸食品　　　　C. 少量多餐　　　　D. 避免过饱

    E. 清淡饮食

27. 患者，男性，52岁，肝硬化病史7年，此次因腹水入院治疗，某日大量利尿放腹水后出现肝性脑病。导致该患者肝性脑病最主要的诱因是（　　　）

    A. 上消化道出血　　　　B. 高蛋白饮食　　　　C. 缺钾性碱中毒

    D. 感染　　　　　　　　E. 药物

28. 患者，女性，58岁，胆结石病史12年。上腹部剧痛4h，呕吐3次，呕吐物中有胆汁，急诊入院，查血：WBC 2×10^9/L，中性粒细胞0.8，疑为急性胰腺炎，饮食应给予（　　　）

    A. 禁食　　　　　　　B. 半流质饮食　　　　C. 易消化、富含纤维素饮食

    D. 生、冷食物　　　　E. 流质饮食

29. 患者，女性，74岁。因胆囊炎胆石症入院，查体：体温38℃，脉搏90次/分，呼吸21次/分，血压180/100mmHg。应给予（　　　）

    A. 低蛋白、低脂肪饮食　　　　　　　　　B. 低盐、低脂肪饮食

    C. 低盐、低蛋白饮食　　　　　　　　　　D. 高蛋白、低脂肪饮食

    E. 高蛋白、低盐饮食

30. 下列哪些原因容易诱发肝性脑病（　　　）

    A. 情绪激动　　　　　B. 高蛋白饮食　　　　C. 便秘　　　　D. 感染

    E. 上消化道出血

31. 糖尿病饮食治疗的目的是（　　　）

    A. 调整碳水化合物的供给量　　　　　　　B. 减轻胰岛细胞的负担

    C. 纠正糖代谢紊乱　　　　　　　　　　　D. 降低血糖

E. 以上均是

32. 糖尿病最基本的治疗措施是（　　　）

    A. 降糖药治疗　　　　　B. 饮食治疗　　　　C. 胰岛素治疗　　　D. 体育锻炼

    E. 胰脏移植

33. 一个神志不清的患者，呼气带有烂苹果味，最可能的原因是（　　　）

    A. 大量饮酒　　　　　　　　　　　　　B. 糖尿病酮症酸中毒

    C. 有机磷农药中毒　　　　　　　　　　D. 肝性脑病

    E. 尿毒症

34. 患者，男性，56 岁，因糖尿病肾病致慢性肾衰，护士对患者的饮食指导
中，不妥的是（　　　）

    A. 低蛋白饮食，20 ~ 40 g/d　　　　　　B. 摄入优质蛋白质

    C. 保证充足的热能供给

    D. 每日液体量应按前一天出液量加 500ml 计算

    E. 尿量在 1000ml/d 以上而又无水肿者，可不限制饮水

35. 男性患者，51 岁，2 型糖尿病，实际体重超过标准体重的 25%，其饮食总
热量应（　　　）

    A. 按实际体重计算再酌减　　　　　　　B. 按实际体重计算再酌增

    C. 按标准体重计算再酌减　　　　　　　D. 按标准体重计算再酌增

    E. 按标准体重计算不增不减

36. 妊娠期糖尿病患者控制血糖的方法不合适的是（　　　）

    A. 饮食治疗　　　　　B. 血糖的监测　　　C. 胰岛素治疗

    D. 服用磺脲类药物　　　　　　　　　　E. 胎心监测

37. 肺癌最常见的早期症状是（　　　）

    A. 刺激性呛咳　　　　B. 胸闷、气急　　　C. 胸痛　　　　　D. 发热

    E. 血痰

38. 下列哪一种食物适合癌症患者食用（　　　）

    A. 麻辣烫　　　　　　B. 烤鱼　　　　　C. 白菜豆腐汤　　　D. 回锅肉

    E. 鱿鱼炖鸡

39. 肝癌患者下列哪项饮食护理不妥（　　　）

    A. 低盐　　　　　　　B. 高维生素　　　C. 适量纤维素　　　D. 高热量

    E. 少量、多餐

40. 活性维生素 D 主要来源于（　　　）

    A. 肉　　　　　B. 蛋　　　　　C. 奶　　　　　D. 日照　　　　　E. 蔬菜

41. 不利于预防骨质疏松的生活方式是（　　　）

    A. 合理的平衡膳食　　　　　　B. 戒烟　　　　　　　C. 酗酒

    D. 适当的户外活动　　　　　　E. 平和的心情

42. 骨质疏松在诊断过程中应询问（　　　）

    A. 家族史　　　　　　B. 服药史　　　　　C. 生活方式　　　D. 营养状况

    E. 以上均是

主要食物营养成分表

（每百克食物所含的成分。五百克为一市斤 ※仅供参考※）

类别	食物名称	蛋白质（g）	脂肪（g）	碳水化合物（g）	热量（kcal）	无机盐类（g）	钙（mg）	磷（mg）	铁（mg）
谷面类	大米	7.5	0.5	79	351	0.4	10	100	1.0
	小米	9.7	1.7	77	362	1.4	21	240	4.7
	米饭	2.6	0.3	25.9	116				
	粥	1.1	0.3	9.9	46				
	玉米粥	7.2	3.7	81.9	390				
	高粱米	8.2	2.2	78	385	0.4	17	230	5.0
	玉薯黍	8.5	4.3	73	365	1.7	22	210	1.6
	大麦仁	10.5	2.2	66	326	2.6	43	400	4.1
	面粉	12.0	0.8	70	339	1.5	22	180	7.6
	馒头	7	1.1	47	221				
	面包	8.3	5.1	58.6	312				
	面条	8.3	0.7	61.9	284				
	油条	6.9	17.6	51	386				
	主便面	9.5	21.1	60.9	472				
	花卷	6.4	1.0	45.6	217				
	燕麦粥（1碗）	6	2	25	145				
	全谷类食物	3	1	24	110				
	全麦面包（1片）	3	1	13	69				
	小煎饼（1块）	26	2	20	128				
	松糕（1块）	5	1	25	127				
	果酱馅饼（1块）	6	2	35	170				
	白米饭（1碗）	4	0	44	205				
	黑米饭（1碗）	5	1	45	216				
	通心粉（1碗）	7	1	40	197				
	面条（1碗）	7	1	40	197				
	全麦饼干（5片）	2	3	14	89				
	全麦点心（1块）	323	103						

类别	食物名称	蛋白质（g）	脂肪（g）	碳水化合物（g）	热量（kcal）	无机盐类（g）	钙（mg）	磷（mg）	铁（mg）
干豆类	黄豆（大豆）	39.2	17.4	25	413	5.0	320	570	5.9
	青豆	37.3	18.3	30	434	5.0	240	530	5.4
	黑豆	49.8	12.1	19	384	4.0	250	450	10.5
	赤小豆	20.7	0.5	58	318	3.3	67	305	5.2
	绿豆	22.1	0.8	59	332	3.3	34	222	9.7
	花豇豆	22.6	2.1	58	341	2.5	100	456	7.9
	豌豆	24.0	1.0	58	339	2.9	57	225	0.8
	蚕豆	28.2	0.8	49	318	2.7	71	340	7.0
鲜豆类	青扁豆荚（鹊豆）	3.0	0.2	6	38	0.7	132	77	0.9
	白扁豆荚（刀子豆）	3.2	0.3	5	36	0.8	81	68	3.4
	四季豆（芸豆）	1.9	0.8	4	31	0.7	66	49	1.6
	豌豆（淮豆、小寒豆）	7.2	0.3	12	80	0.9	13	90	0.8
	蚕豆（胡豆、佛豆）	9.0	0.7	11	86	1.2	15	217	1.7
	菜豆角	2.4	0.2	4	27	0.6	53	63	1.0
豆类制品	黄豆芽	11.5	2.0	7	92	1.4	68	102	6.4
	豆腐浆	1.6	0.7	1	17	0.2	–	–	–
	北豆腐	9.2	1.2	6	72	0.9	110	110	3.6
	豆腐乳	14.6	5.7	5	30	7.8	167	200	12.0
	绿豆芽	3.2	0.1	4	30	0.4	23	51	0.9
	豆腐渣	2.6	0.3	7	41	0.7	16	44	4.0
	豆浆	1.8	0.7	1.1	14				
	豆腐	8.1	3.7	4.2	81				
	豆腐丝	21.5	10.5	5.1	201				
	豆腐干	16.2	3.6	10.7	140				
根茎类	小葱（火葱、麦葱）	1.4	0.3	5	28	0.8	63	28	1.0
	大葱（青葱）	1.0	0.3	6	31	0.3	12	46	0.6
	葱头（大蒜）	4.4	0.2	23	111	1.3	5	44	0.4
	芋头（土芝）	2.2	0.1	16	74	0.8	19	51	0.6
	红萝卜	2.0	0.4	5	32	1.4	19	23	1.9
	荸荠（乌芋）	1.5	0.1	21	91	1.5	5	68	0.5
	甘薯（红薯）	2.3	0.2	29	127	0.9	18	20	0.4
	藕	1.0	0.1	6	29	0.7	19	51	0.5
	白萝卜	0.6	–	6	26	0.8	49	34	0.5
	马铃薯（土豆、洋芋）	1.9	0.7	28	126	1.2	11	59	0.9
叶菜类	黄花菜（鲜金针菜）	2.9	0.5	12	64	1.2	73	69	1.4
	黄花（金针菜）	14.1	0.4	60	300	7.0	463	173	16.5
	菠菜	2.0	0.2	2	18	2.0	70	34	2.5
	韭菜	2.4	0.5	4	30	0.9	56	45	1.3
	苋菜	2.5	0.4	5	34	2.3	200	46	4.8
	油菜（胡菜）	2.0	0.1	4	25	1.4	140	52	3.4
	大白菜	1.4	0.3	3	19	0.7	33	42	0.4
	小白菜	1.1	0.1	2	13	0.8	86	27	1.2
	洋白菜（椰菜）	1.3	0.3	4	24	0.8	100	56	1.9
	生菜	1.4	0.4	2.1	15				
	香菜（芫荽）	2.0	0.3	7	39	1.5	170	49	5.6
	芹菜茎	2.2	0.3	2	20	1.0	160	61	8.5

续表

类别	食物名称	蛋白质（g）	脂肪（g）	碳水化合物（g）	热量（kcal）	无机盐类（g）	钙（mg）	磷（mg）	铁（mg）
菌类	蘑菇（鲜）	2.9	0.2	3	25	0.6	8	66	1.3
	口蘑（干）	35.6	1.4	23	247	16.2	100	162	32.0
	香菌（香菇）	13.0	1.8	54	384	4.8	124	415	25.3
海菜类	木耳（黑）	10.6	0.2	65	304	5.8	357	201	185.0
	海带（干，昆布）	8.2	0.1	57	262	12.9	2250	–	150.0
	海带	1.8	0.1	17.3	77				
	海参	6.0	0.1	0	24				
	紫菜	24.5	0.9	31	230	30.3	330	440	32.0
茄瓜果类	南瓜	0.8	–	3	15	0.5	27	22	0.2
	西葫芦	0.6	–	2	10	0.6	17	47	0.2
	瓠子（龙蛋瓜）	0.6	0.1	3	15	0.4	12	17	0.3
	丝瓜（布瓜）	1.5	0.1	5	27	0.5	28	45	0.8
	茄子	2.3	0.1	3	22	0.5	22	31	0.4
	冬瓜	0.4	–	2	10	0.3	19	12	0.3
	西瓜	1.2	–	4	21	0.2	6	10	0.2
	甜瓜	0.3	0.1	4	18	0.4	27	12	0.2
	菜瓜（地黄瓜）	0.9	–	2	12	0.3	24	11	0.2
	黄瓜	0.8	0.2	2	13	0.5	25	37	0.4
	西红柿（番茄）	0.6	0.3	2	13	0.4	8	32	0.4
水果类	柿	0.7	0.1	11	48	2.9	10	19	0.2
	枣	1.2	0.2	24	103	0.4	41	23	0.5
	苹果	0.2	0.6	15	60	0.2	11	9	0.3
	香蕉	1.2	0.6	20	90	0.7	10	35	0.8
	橘子	0.7	0.2	11.9	51				
	梨	0.1	0.1	12	49	0.3	5	6	0.2
	杏	0.9	–	10	44	0.6	26	24	0.8
	李	0.5	0.2	9	40	–	17	20	0.5
	桃	0.8	0.1	7	32	0.5	8	20	1.0
	猕猴桃	0.8	0.6	14.5	56				
	樱桃	1.2	0.3	8	40	0.6	6	31	5.9
	葡萄	0.2	–	10	41	0.2	4	15	0.6
干果及坚果类	花生仁（炒熟）	26.5	44.8	20	589	3.1	71	399	2.0
	栗子（生及熟）	4.8	1.5	44	209	1.1	15	91	1.7
	杏仁（炒熟）	25.7	51	9	597	2.5	141	202	3.9
	菱角（生）	3.6	0.5	24	115	1.7	9	49	0.7
	红枣（干）	3.3	0.5	73	309	1.4	61	55	1.6
爬虫类	田鸡（青蛙）	11.9	0.3	0.2	51	0.6	22	159	1.3
	甲鱼	16.5	1	1.5	81	0.9	107	135	1.4
走兽类	牛肉	20.1	10.2	0	172	1.1	7	170	0.9
	牛肉（瘦）	20.2	2.3	1.2	106				
	上等牛腰肉	30.	6	0	180				
	酱牛肉	31.4	11.9	3.2	246				
	烤牛肉	8	1	2	50				
	牛肝	18.9	2.6	9	135	0.9	13	400	9
	羊肉	11.1	28.8	0.5	306	0.9	11	129	2

续表

类别	食物名称	蛋白质（g）	脂肪（g）	碳水化合物（g）	热量（kcal）	无机盐类（g）	钙（mg）	磷（mg）	铁（mg）
走兽类	羊肉（瘦）	20.5	3.9	0.2	118				
	小羊腿	28	8	0	191				
	羊肝	18.5	7.2	4	155	1.4	9	414	6.6
	猪肉	16.9	29.2	1.1	335	0.9	11	170	0.4
	猪肉（肥瘦）	13.2	37	2.4	395				
	猪肉（瘦）	20.3	6.2	1.5	143				
	嫩猪肉	28	5	0	164				
	薰猪肉	11	4	1	86				
	火腿	21	6	2	145				
	火腿肠	14	10.4	15.6	212				
	猪肝	20.1	4.0	2.9	128	1.8	11	270	25
乳类	牛奶（鲜）	3.1	3.5	4.6	62	0.7	120	90	0.1
	牛奶	3	3.2	3.4	54				
	酸奶	2.5	2.7	9.3	72				
	奶酪	25.7	23.5	3.5	328				
	全脂奶粉	20.1	21.2	51.7	478				
	脱脂奶粉	35.9	0.8	52.3	360				
	豆奶	19	8	68.7	423				
	牛奶粉	25.6	26.7	35.6	48.5	—	900	—	0.8
	羊奶（鲜）	3.8	4.1	4.6	71	0.9	140	—	0.7
飞禽类	鸡肉	23.3	1.2	—	104	1.1	11	190	1.5
	鸡腿	16	13	0	181				
	鸡翅	17.4	11.8	4.6	194				
	鸡胸肉	19.4	5	2.5	133				
	去皮鸡胸脯肉	31	4	0	165				
	支皮火鸡胸脯肉	30	1	0	135				
	鸭肉	16.5	7.5	0.1	134	0.9	11	145	4.1
蛋类	鸡蛋（全）	14.8	11.6	0	164	1.1	55	210	2.7
	鸡蛋白	11.6	0.1	3.1	60				
	鸭蛋（全）	13	14.7	0.5	186	1.8	71	210	3.2
	咸鸭蛋（全）	11.3	13.2	3.3	178	6	102	214	3.6
	鹅蛋	11.1	15.6	2.8	196				
蛤类	河螃蟹	1.4	5.9	7.4	139	1.8	129	145	13.0
	虾	21	1	0	99				
	虾肉	16.6	1.5	1.5	0.8				
	虾皮	30.7	2.2	2.5	153				
	明虾	20.6	0.7	0.2	90	1.5	35	150	0.1
	青虾	16.4	1.3	0.1	78	1.2	99	205	0.3
	虾米（河产及海产）	46.8	2	—	205	25.2	882	—	—
	田螺	10.7	1.2	3.8	69	3.3	357	191	19.8
	蛤蜊	10.8	1.6	4.8	77	3	37	82	14.2

续表

类别	食物名称	蛋白质（g）	脂肪（g）	碳水化合物（g）	热量（kcal）	无机盐类（g）	钙（mg）	磷（mg）	铁（mg）
鱼类	鱼肉	16.6	5.2	0	113				
	鲫鱼	13	1.1	0.1	62	0.8	54	20.3	2.5
	鲤鱼	18.1	1.6	0.2	88	1.1	28	17.6	1.3
	鳝鱼	17.9	0.5	–	76	0.6	27	4.6	4.6
	带鱼	15.9	3.4	1.5	100	1.1	48	53	2.3
	鲑鱼	27	7	0	184				
	比目鱼	27	3	0	140				
	金枪鱼	25	1	0	116				
	黄花鱼（石首鱼）	17.2	0.7	0.3	76	0.9	31	204	1.8
油脂及其他	猪油（炼）	–	99	–	891	–	–	–	–
	食用油	0	99.9	0	899				
	黑芝麻	19.1	46.1	10	531				
	芝麻油	–	100	–	900	–	–	–	–
	花生油	–	100	–	900	–	–	–	–
	芝麻酱	20.0	52.9	15	616	5.2	870	530	58
	豆油	–	100	–	900				
	醋	2.1	0.3	4.9	31				
	白糖	0	0	98.9	396				
	冰糖	0	0	99.3	397				
	奶糖	2.5	6.6	84.5	407				
	巧克力	4.3	40.1	51.9	586				

参考答案

绪论

一、名词解释

1. 营养：是指人摄取食物后，在体内消化和吸收、利用其中的营养素以维持生长发育、组织更新和处于健康状态的总过程。

2. 膳食：是食物经过选择搭配和加工烹调后所组成的各种饭食，是人类直接摄入体内的食物形式。

3. 营养不良：是指营养素摄入与机体需求不相符合，而出现的一种非健康状态，包括营养缺乏和营养过剩。

4. 营养过剩：是指由于食物与营养物质过量摄入超过了机体的生理需要而表现在体内过多堆积的一种状态。

4. 营养缺乏：是指长期缺乏一种营养素而造成的严重营养不良并出现各种相应的临床表现或病症，如各种维生素缺乏病、矿物质缺乏病和微量元素缺乏病等都属于营养素缺乏病。

二、填空题

1. 蛋白质、脂肪、碳水化合物、维生素、无机盐、水和膳食纤维

2. 营养与膳食研究简史 古代营养学 、近代营养学 、我国现代营养学

3. 营养与膳食研究的内容有 营养学基础 、各类食物的营养价值 、不同生理人群的营养与膳食 、合理营养、营养调查与评价、安全食品、疾病营养

三、简答题

促进生长发育：合理营养是健康第一大基石，是维持生命与健康的物质基础。合理营养、平衡膳食是人类赖以生存、维持健康的物质基础。是保证人体的正常生长发育、修补组织、维持各种正常的生理活动、提高抵抗力、延年益寿的保证。

提高智力：脑是消耗大量能源的重要器官；蛋白质是构成脑细胞必不可少的物质基础；脂类是大脑重要的营养物质；维生素是脑细胞代谢不可缺少的物质；大脑离不开矿物质。

促进健康长寿：提高人体对疾病的抵抗能力；增强患者对手术和药物治疗的耐受能力，提高治疗效果，促进患者早日康复；预防治疗多种慢性疾病。

第一单元

二、A₁ 型题　1. E　2. B　3. D　4. E　5. A　6. D　7. D　8. A　9. C　10. B　11. D

12. A　13. B　14. D　15. A

第二单元

一、A$_1$型题　1. C　2. C　3. D　4. C　5. D　6. D　7. C　8. C　9. C　10. C　11. B
12. D　13. D　14. B　15. A　16. D　17. B　18. C　19. A　20. B　21. A　22. D　23. B
24. C　25. C　26. B　27. A　28. C

二、填空题

1. 植物性食品、动物性食品、动植物视频制品

2. 营养素的种类、数量、比例、人体吸收程度

3. 谷皮、糊粉层、胚乳、胚芽

4. 蛋白酶抑制剂、豆腥味、胀气因子、植酸、植物红细胞凝集素

5. 巴氏消毒法、超高温消毒法

6. 3%、酪蛋白

7. 碳水化合物、维生素 B$_1$、膳食纤维、维生素 B$_1$

三、问答题

1. 谷类加工不宜过细，加工度越高，糊粉层和胚芽损失越多，营养素损失越大，尤以 B 族维生素损失显著；谷类淘洗不易过度，淘米时水温越高、搓洗次数越多、浸泡时间越长，营养素的损失越大；烹调时不宜加碱，保护维生素 B$_1$。

2. 蔬菜中富含维生素 C、叶酸、维生素 B$_2$ 等水溶性维生素，为避免损失，加工时不宜先切后洗，更不易长时间在水中浸泡；烹调时建议急火快炒，缩短加热时间；烹调时加入适量食醋，对维生素 C 也有较好的保护；对适宜生食的蔬菜，适量食用，最大限度；利用其中的维生素 C。

3. 畜禽肉可以提供 10%~20% 的优质蛋白质，部分脂肪和碳水化合物、丰富的 B 族维生素和维生素 A、吸收率很高的血红素铁。

4. 豆类中的抗营养素主要有蛋白酶抑制剂、豆腥味、胀气因子、植酸、植物红细胞凝集素，可以通过加热、粉碎研磨、发酵等方法破坏其中的抗营养素因子，提高吸收率。

5. 牛奶中蛋白质含量平均为 3.0% 左右，人乳 1.3%，牛奶主要由酪蛋白（79.6%）、乳清蛋白（11.5%）和乳球蛋白（3.3%）组成。牛奶中蛋白质含量虽然较人乳高 2 倍多，但酪蛋白与乳清蛋白的构成比与人乳恰好相反，并且酪蛋白在胃中会形成较乳清蛋白大且硬的块状物，不利于婴儿消化吸收，且其无机盐含量过高，故其营养价值不如人乳。母乳化奶粉，要参照人乳的营养模式，调整各种营养素的含量、种类和比例，一般通过乳清蛋白来调整牛奶中酪蛋白与乳清蛋白的构成比例，使之接近母乳，更适合婴幼儿的生理特点和营养需要，不是简单的干燥加工。

第三单元

一、A$_1$型题　1. C　2. B　3. C　4. E　5. C　6. A　7. B

二、A$_2$型题　1. E　2. B

第四单元

一、A₁型题　1. B　2. B　3. A　4. C　5. D　6. C

二、A₂型题　1. B　2. C

第五单元

一、名词解释

1. 营养调查：是运用科学手段来了解某一人群或个体的膳食和营养水平，以判断其膳食营养摄入是否合理和营养状况是否良好。

2. 营养评价：是根据营养调查的结果，对被调查者的营养状况进行综合分析和评价。

二、填空题

1. 称重法、记账法、询问法、频率法、膳食史法、化学分析法

2. 膳食调查、体格测量、营养缺乏病的临床检查、营养状况实验室检测四个重要方面。

三、简答题

1. 膳食结构是指膳食中各类食物的数量及其在膳食中的比例；能量和营养素摄入量的评价；能量、来源分布评价；能量餐次分配的评价。

2. 膳食调查的目的是为了了解不同地区、不同生活条件下某人群或某个人的饮食习惯以及膳食存在的主要问题；在一定时间内，调查群体或个体通过膳食所摄取的能量和营养素的数量以及质量；根据食物成分表计算出每人每日各种营养素的平均摄入量和借此来评定正常营养需要得到满足的程度。了解不同人群的膳食结构和营养状况；了解与食物不足和过度消费有关的营养问题；发现与膳食、营养素有关的营养问题；评价居民膳食结构和营养状况的发展，并预测发展趋势；为制定政策法规及社会发展规划提供科学依据。为某些与营养有关的综合性或专题性研究课题提供基础资料。

第六单元

一、填空题

1. 安全性、优质性、高附加值

2. 无污染、安全优质、营养

3. 特殊生理状况下的人群，代谢异常的人群

4. 粮谷类食品粮谷类强化食品、乳与乳制品、人造奶油与植物油、婴儿配方食品、食盐、酱油

5. 转基因动植物、微生物产品；转基因动植物、微生物直接加工品；以转基因动植物、微生物或者其直接加工品为原料生产的食品。

二、A₁型题　1. E　2. C　3. B　4. A　5. A

第七单元

A₁ 型题 1. B 2. E 3. A 4. A 5. D 6. B 7. C 8. A 9. B 10. D 11. C
12. B 13. C 14. D 15. E 16. E 17. B 18. D 19. B 20A 21. B 22. B 23. E
24. C 25. A 26. B 27. C 28. C 29. B 30. B 31. E 32. B 33. B 34. B 35. C
36. D 37. A 38. C 39. D 40. D 41. C 42. E

教学大纲

一、课程性质与任务

营养与膳食是研究食物与人体健康的一门应用性学科，主要介绍人类所需的营养素、不同生理和病理情况下对是无语营养的要求，以及我国的营养政策等内容。通过学习本课程可以掌握相应的营养学知识与技能，开展疾病的营养治疗、营养咨询、社区宣传教育和营养干预。

二、课程教学目标

（一）基本知识教学目标

1. 掌握人体所需各种营养素及其代谢的基本理论。

2. 理解合理营养的卫生要求与膳食要求

3. 掌握不同生理与病理情况的营养要求。

（二）能力培养目标

1. 能够从事社区营养咨询、健康教育和干预工作。

2. 能够胜任医院营养科的一般工作。

3. 具有继续学习自我提高的能力。

（三）思想教育目标

1. 充分认识理解我国制定的有关营养政策。

2. 热爱本职工作，对本专业具有较深层次的理解。

3. 具有吃苦耐劳、用于探索的精神和良好职业道德。

三、教学内容和要求

第一部分　绪论

1. 理解营养与膳食的基本概念。

2. 了解营养与膳食与其他学科的关系。

3. 了解我国营养与膳食的发展现状。

4. 理解如何学好营养与膳食。

第二部分　基础营养

第一单元　营养素与能量

1. 掌握蛋白质的生理功能、了解氮平衡、理解必需氨基酸、了解食物蛋白质营养价值的评价、理解食物来源与供给量、了解生理与病理情况下的蛋白质供给。

2. 掌握脂类的生理功能、理解必须脂肪酸、了解胆固醇与磷脂。

3. 了解碳水化合物的生理功能及供给量标准。

4. 了解能量单位与能量系数、理解决定能量需要的主要因素、了解能量的供给、理解能量与健康。

5. 了解各类维生素生理功能，熟悉各类维生素的食物来源，能进行膳食指导。

6. 理解无机盐及微量元素的概念，了解钙、铁、锌、硒的生理功能，熟悉上述无机盐及维生素的食物来源。

7. 理解三大产热营养素之间的关系、维生素与产热营养素之间的关系、维生素之间的关系、无机盐之间和其他营养素的关系。

第二单元　各类食物的营养

1. 了解谷类的结构与组成、理解谷类的营养特点、理解加工与烹调对营养的影响、了解谷类食物的缺点与不足。

2. 了解豆类的分类、豆类的营养价值、理解豆制品的营养价值、了解豆制品在我国膳食中地位。

3. 理解蔬菜水果的营养价值、了解加工对蔬菜水果的营养价值的影响、掌握蔬菜水果与健康的关系。

4. 理解畜类、禽类、鱼类、蛋类的营养价值，理解食物的合理搭配。

第三部分　营养与膳食指南

第三单元　不同生理人群的营养与膳食

1. 了解孕妇与乳母的营养与膳食。

2. 理解婴幼儿的生理特点、营养需求、膳食、营养中应注意的问题。

3. 了解儿童青少年的生理特点的营养要求、合理膳食。

4. 理解儿童青少年营养中应该注意的问题。

5. 了解中老年人营养。

6. 理解中老年人营养中应注意的问题。

第四单元 合理营养

1. 了解合理营养的卫生要求。

2. 掌握营养素的生理需要量、供给量。

3. 掌握我国居民膳食参考摄入量。

4. 了解膳食结构。

5. 了解我国营养发展纲要。

6. 掌握我国居民膳食指南及平衡宝塔。

7. 了解我国饮食习惯的特点。

8. 了解社区营养教育与干预。

第五单元 营养调查及评价

1. 掌握膳食调查方法。

2. 了解生化检查、体格检查结果与营养与健康的关系。

第六单元 安全食品

1. 了解无公害食品、绿色食品、有机食品。

2. 了解保健食品、强化食品、转基因食品。

第七单元 疾病的营养

1. 了解心血管疾病、胃肠道疾病、胃肠道疾病、肝胆疾病食、肾脏疾病、糖尿病、恶性肿瘤、骨质疏松的疾病特点、护理问题、护理措施。

2. 掌握上述疾病的营养与膳食指导。

四、学时安排

课程实训部分的教学内容与要求

章节	总学时	理论	实习
绪论	2	2	

续表

章节	总学时	理论	实习
第一单元　营养素与能量	5	4	1
第二单元　各类食物的营养	6	5	1
第三单元　不同生理人群的营养与膳食	2	2	
第四单元　合理营养	4	4	
第五单元　营养调查与评价	3	2	1
第六单元　安全食品	2	2	
第七单元　疾病的营养	10	9	1
机动	2	2	
合计	36		

参 考 文 献

1. 林杰. 营养与膳食. 北京：人民卫生出版社，2011.
2. 刘锜. 营养与膳食指导. 北京：人民卫生出版社，2011.
3. 李胜利. 营养与膳食. 北京：人民卫生出版社，2004.
4. 杨月欣. 公共营养师. 北京：中国劳动社会保障出版社，2011.
5. 中国营养学会. 中国居民膳食指南（2011版）. 拉萨：西藏人民出版社，2010.

全国医药中等职业教育护理类专业"十二五"规划教材

- 医护化学
- 正常人体结构学
- 生理学
- 病理学
- 护理药物学
- 病原生物与免疫学
- 预防医学
- **营养与膳食**
- 护理伦理与法规
- 健康评估
- 基础护理学
- 内科护理学

- 外科护理学
- 妇产科护理学
- 儿科护理学
- 护理礼仪与人际沟通
- 护理心理学
- 急救护理技术
- 中医护理学
- 社区护理
- 遗传与优生
- 传染病护理
- 数学
- 应用文写作

上架建议
中职护理类教材

ISBN 978-7-5067-6488-9

9 787506 764889 >

定价：22.00元

责任编辑\吕文红　封面设计\學雅閣書装

全国普通高等医学院校五年制临床医学专业"十三五"规划教材

（供基础、临床、预防、口腔医学相关专业用） 配套教材

临床循证医学

实习指导

◎ 主编　韩光亮　郭崇政

中国医药科技出版社